KB042896

중년, 질병 없이 살기로 했다

2080 건강하게 나이 드는 최소한의 실천법

중년, 질병 없이 살기로 했다
2080 건강하게 나이 드는 최소한의 실천법

초 판 1쇄 2024년 01월 29일

지은이 서원기
펴낸이 류종렬

펴낸곳 미다스북스
본부장 임종익
편집장 이다경
책임진행 김가영, 박유진, 윤가희, 이예나, 안채원, 김요섭, 임인영

등록 2001년 3월 21일 제2001-000040호
주소 서울시 마포구 양화로 133 서교타워 711호
전화 02) 322-7802~3
팩스 02) 6007-1845
블로그 http://blog.naver.com/midasbooks
전자주소 midasbooks@hanmail.net
페이스북 https://www.facebook.com/midasbooks425
인스타그램 https://www.instagram/midasbooks

© 서원기, 미다스북스 2024, *Printed in Korea*.

ISBN 979-11-6910-471-5 03510

값 18,000원

🏃 **미다스북스**는 다음세대에게 필요한 지혜와 교양을 생각합니다.

중년,
질병 없이
살기로 했다

2080 건강하게 나이 드는 **최소한의 실천법**

서원기 지음

미다스북스

5장 || 당신의 일상이 노화의 속도를 결정한다

‖ 프롤로그 ‖

    지구별에 태어나 살아가는 모든 사람들은 건강이라는 주제에서 탈출할 수가 없다. 우리는 감기 같은 작은 질병에서 암과 같은 큰 질병에 이르기까지 건강을 위협하는 다양한 질병에 노출되어 있다. 완벽한 면역력이 없는 이상, 누구나 한 번쯤 질병에 걸리게 된다. 특히 요즘과 같이 정적인 생활을 하는 대부분의 사람들은 더욱더 질병에 취약하다. 저자 또한 평범한 사회인으로 살아오면서 똑같은 상황에 노출됐었다.

    사람만이 자유의지를 가진 유일한 존재이다. 지구상에 존재하는 다른 모든 동물들은 오로지 본능에 따라 행동하지만, 인간만이 스스로 의식을 선택해서 살아갈 수 있다. 인류 역사상 최고의 서적인 성경에도 "문을 두드려라. 그러면 열릴 것이다."라는 문구가 있다. 구체적으로 원하면 어떤 소원이든 성취할 수 있다는 말이다. 소원하는 바가 건강이라면, 자신이 어떤 건강을 원하는지, 그리고 그것을 어떻게 얻을 것인지는 스스로 알아야 한다.

건강을 얻기 위해선 건강이 어떤 것으로 구성되어 있는지, 운동에는 어떤 종류가 있고 종류별로 어떤 효과를 얻을 수 있는지, 운동은 어디서 해야 하고 어떻게 해야 하는지, 건강을 잃으면 어떤 질병이 나타나는지, 그러한 질병에는 어떤 증상이 있는지, 질병은 왜 걸리는지, 자연적으로 방어할 수는 없는지, 그리고 질병을 바라보는 지혜로운 태도가 무엇인지, 이런 것들을 알아야 한다.

일반적으로 새해나 명절 때 우린 건강에 대한 덕담을 해주곤 한다. 하지만 덕담만으로 얻을 수 있는 건강은 이 세상에 없다. 영혼만이 아닌 육체적 생활을 하는 이상, 우리는 신체 건강과 정신 건강을 위한 시스템을 갖춰야 한다. 막연하게 건강을 바라는 것만이 아닌, 구체적인 건강 시스템이 필요한 것이다. 그래야 삶을 마치고 떠날 때까지 지속 가능한 건강을 챙길 수 있다. 저자가 생각하는 삶의 선순환 시스템은 육체 건강과 정신 건강 그리고 올바른 식습관을 갖추는 것이다.

육체적 건강은 유산소운동과 무산소운동(근력운동)을 통해서 성취할 수 있다. 유산소운동으로는 심폐기능 향상과 심혈관 건강을 얻을 수 있고, 무산소운동으로는 근력 증대와 뼈를 튼튼하게 하여 매력적인 몸매를 유지할 수 있다. 정신 건강은 합리적인 자존감 형성과 원만한 인간관계를 통해 얻을 수 있고, 그러면 불필요한 스트레스와 경쟁에서 벗어날 수 있다. 끼니마다 건강한 먹거리를 섭취하고 채식 및 육식 비율을 80 대 20으로 지키고 3대 영양소인 탄수화물, 지방, 단백질을 골고루 섭취하면 올바른 식습관을 달성할 수 있다.

평소에 건강에 많은 관심을 갖고 나름 실천하고 살다가 2023년 5월 책 쓰기 코칭을 받는 기회를 통해 건강에 관한 책을 집필하게 되었다. 항상 의식 성장, 인생 지혜, 투자 등 여러 테마의 책을 가까이하고 있었지만 책을 쓴다는 것은 생각지 못하고 있었다. 그러다 갑자기 책 쓰기 코칭 기회를 얻어서 세상에 보탬이 되고자 하는 마음으로 책을 쓰게 되었다.

나이가 들어도 얼마든지 육체적, 정신적으로 건강하게 살 수 있다는 마음 자세가 필요하다. 이런 믿음이 있어야 예상치 못한 질병을 맞이했을 때 건강을 찾을 수 있는 근본적인 방법을 강구할 수 있다. 스스로의 잠재의식에 나이와 상관없이 건강할 수 있다는 믿음을 새기는 것이다. 나는 건강만을 기도하고 기대하고 믿는다. 그리고 감사해한다.

여기저기 아픈 몸,
단순히 나이 때문일까?

1장

질병은 면역력이 저하되면서 발생한다

통상적으로 컨디션이 좋지 않을 때 피로가 쌓이게 되면, 피로가 잘 풀리지 않게 되고 덩달아 감기도 잘 걸리게 된다. 이것은 면역력이 저하될 때 발생하는 대표적인 증상이다. 면역력은 외부에서 우리 몸으로 들어오는 나쁜 세균이나 바이러스 등을 물리치는 인체 방어 시스템이다. 국가를 지키는 군인의 첫 번째 임무는 경계근무이다. 경계근무는 군대 초병의 임무로서 지정된 장소를 지키는 행위이다. 군인이 해안 경계, GOP 경계를 하다 보면 귀찮을 수도 있지만 소홀히 했다가는 부대 전체가 몰살될 수 있다. 그래서 군인에게 경계근무는 원칙대로 해야만 하는 중요한 임무이다.

실제로 경계를 소홀히 했다가 부대가 참패를 당하여 몰살당하는 경우가 역사적으로 흔했다. 이 때문에 군인은 어떠한 상황에서도 경계근무를 철저히 서는 것이다. 지금과 같은 휴전 상태이든, 6.25와 같은 전쟁 상태이든, 경계근무는 군인의 기본 의무이다. 국가를 지키는 기본이 군인의 경계근무이듯이, 내 몸을 지키는 기본은 면역력이다. 군인이 평소에도 전쟁에 임하는 훈련을 하듯이, 내 몸을 건강하게 유지하기 위해서는 면역력을 키우기 위한 노력을 게을리하지 않아야 한다.

우리 몸의 혈액은 적혈구, 백혈구, 혈소판, 그리고 혈장으로 구성돼 있다. 적혈구는 산소를 세포에 공급해 주고 이산화탄소를 받아오는 일을 하고, 혈소판은 혈액 응고에 관여한다. 우리 몸에 상처가 나서 피가 날 때, 특별한 조치를 하지 않아도 피가 멈추게 되는 것은 혈소판의 작용 때문이다. 백혈구는 우리 몸의 면역시스템 역할을 한다. 백혈구는 온몸을 순환하면서 우리 몸에 침입한 나쁜 세균을 죽여 건강을 유지한다. 감기 바이러스가 침투하면 백혈구가 나서서 감기 바이러스를 포위하여 죽인다.

백혈구는 과립구, 임파구, 대식세포로 나눌 수 있다. 과립구는 활성산소를 이용해 세균이나 이물질을 공격, 분해, 처리하는 일을 담당한다. 임파구는 면역기능을 담당하는 주체이고 T세포, B세포, NK세포 등으로 구성돼 있다. 이들은 바이러스 같은 작은 침입자가 우리 몸에 들어오면, 서로 힘을 합쳐 바이러스를 격퇴한다. 대식세포는 바이러스나 세균 등 우리 몸에 침입한 적을 먹어서 없앤다.

건강을 챙기기 위해 내가 반드시 지키는 습관이 있다. 식후에 과일을 먹는 것이다. 과일이나 채소를 먹는 것도 면역력을 높이는 방법 중 하나이다. 아침저녁으로 사과 한 개를 씻어서 껍질째 입으로 베어 먹는다. 껍질에 과일의 영양성분이 많이 있기 때문에 껍질째 먹으면 영양 섭취에 좋다. 물론 껍질에 유해성분이 있을 수 있으므로, 반드시 식사 전에 물에 담가 두었다가 식후에 세 번 씻고 깨끗한 물에 헹구어 먹는다. 바쁜 아침에 먹을 과일은 저녁에 미리 씻어 두었다가 먹는다. 적당한 크기의 것을 먹을 때 속이 편하다. 즐겨 먹는 것으로 사과가 가장 많고 참외, 배, 복숭아 등도 먹는다.

소화기관으로서 장은 면역력에서 매우 중요한 역할을 한다. 체내 면역세포의 약 70%가 장에 분포하고 있기 때문에 면역력을 키우려면 장이 건강해야 한다. 우리의 입으로 들어온 음식물이나 이물질들은 식도와 위를 거쳐 장까지 도착한다. 이와 같이 장은 외부의 위협에 직접 노출되므로 면역기능이 매우 중요한 장기이다. 장 건강을 위한 3가지 실천법은 다음과 같다.

첫째, 장내 유익균을 늘려야 한다. 장내균은 장에 유익한 '유익균', 장에 유해한 '유해균' 등으로 구분할 수 있다. 대표적인 유익균인 '유산균'을 늘리는 게 중요하다. 유산균은 면역기능 활동력을 강화한다. 유익균을 늘리려면 이렇게 해보자.

1. 발효 식품을 섭취하는 게 좋다. 된장, 김치, 청국장이 대표적인 발효 식품이다.
2. 곡류, 채소류 등의 식물성 식품을 섭취한다. 식물성 식품은 장내 유익균의 좋은 영양소이다.
3. 유산균 제품을 직접 섭취한다. 이때 유산균 제품은 장까지 도달하는 제품이어야 효과가 있다.
4. 소시지, 햄 등의 가공육 섭취는 자제한다. 가공육은 세계보건기구(WHO)가 지정한 발암 물질이기 때문에, 장의 유익균에도 좋지 않은 영향을 끼친다.

둘째, 변비를 오래 방치하면 대장 건강이 악화되어 몸 전반의 면역력이 저하된다. 변비 치료를 위해 이렇게 해보자.

1. 식사를 빠트리지 말고 규칙적으로 먹어야 한다. 그래야 장의 연동운동이 원활해지고, 변이 잘 배출된다.
2. 고기보다는 식물성 음식 위주로 즐겨 먹어야 한다. 식물성 음식에는 섬유질이 풍부해, 대변 덩어리가 커지게 되어 변의를 잘 느끼게 되고, 장의 연동운동도 활발해진다.

3. 충분한 양의 물을 마시는 깃도 중요하다. 하루 2L 이상 섭취가 권장된다. 체내 수분이 부족하면 변이 딱딱해져 배출이 쉽지 않다.

4. 변의가 생기면 즉시 화장실에 간다.

셋째, 필요 이상의 정신적인 스트레스가 장 건강을 악화시킨다. 뇌에서 발생하는 정보가 자율신경을 통해 장점막에 있는 신경세포에 영향을 주기 때문이다. 정신적 스트레스를 줄이려면 이렇게 해보자.

1. 운동을 적극 추천한다. 신체 활동을 하면 불안, 우울, 스트레스가 감소한다.

2. 자신이 즐기고 좋아하는 취미 생활을 꾸준히 하는 것도 좋다.

3. 자신을 비난하는 생각이 습관화되어 있다면, 자신을 칭찬하는 습관으로 바꾸는 것도 좋다.

(참조: "면역력 높이려면 당신의 '장(腸)'부터 사수하라.", <헬스조선>, 2020.04.16.)

면역력이 떨어졌을 때 생기는 증상은 잠을 6~8시간 자도 피로가 풀리지 않고 지속된다는 것이다. 감기에 자주 걸리게 되고 잘 낫지도 않을뿐더러 오래 유지된다. 신체 전반에 염증이 생긴다. 즉 입안이 자주 헐고, 입 주위에 물집이 자주 생기고, 눈에 다래끼가 생긴다. 미열이 주 2~3회 발생한다. 그리고 피부에는 대상포진이 생긴다.

일반적으로 면역력을 올리는 방법은 5시간~10시간 정도 충분한 숙면을 취하는 것이다. 5시간 미만 혹은 10시간을 초과하는 숙면은 좋지 않다. 또한, 마음을 잘 다스려 스트레스 받지 않도록 한다. 과식을 하지 않는 것도 중요하다. 과식하게 되면 비만이 생길 수 있는데, 비만은 각종 질병의 원인이 되며 면역력도 저하시킨다. 꾸준히 운동을 하여 체온을 올린다. 체온 1도를 올리면 면역력이 30% 향상된다.

아래 항목은 안전보건공단의 면역력 자가진단 테스트 방법이다. 18개 항목을 체크해 보고 해당 개수에 따라 결과를 확인하면 된다.

1. 피로가 잘 풀리지 않는다.

2. 입안이 헐거나 입 주위에 물집이 생긴다.

3. 눈에 염증이 자주 생긴다.

4. 감기에 쉽게 걸리고 잘 낫지 않는다.

5. 상처가 잘 낫지 않는다.

6. 변비 또는 설사를 하는 편이다.

7. 쉽게 화를 내거나 우울한 편이다.

8. 강한 스트레스를 느끼거나 스트레스를 받기 쉬워졌다.

9. 깊은 잠을 못 자고 밤중에는 눈이 떠진다.

10. 식사 시간이 정해져 있지 않다.

11. 튀김이나 과자류 등 인공첨가물이 많은 음식을 매우 좋아한다.

12. 외식을 주 4회 이상 한다.

13. 식욕이 없거나 공복감을 잘 못 느낀다.

14. 평소 운동을 안 하거나 일주일에 한 번 강도 높은 운동을 한다.

15. 술을 많이 마시고 담배를 피운다.

16. 생활이 불규칙하다.

17. 아침에 일어나는 것이 힘들다.

18. 하루 종일 자도 피로가 안 풀리고 피로감이 늘 쌓여있다.

테스트 결과

3개 이하: 면역력 양호

4~10개: 주의 및 관리가 필요

11개 이상: 면역력 결핍 가능성이 매우 높음

남녀노소를 막론하고 몸이 허약할 때, 즉 면역력이 떨어져 있을 때 질병이 찾아온다. 사소한 기침이나 감기, 입술 부르틈에서 끝날 수도 있지만 심각하면 암까지 걸릴 수 있다. 사람은 자연적으로 스스로 치유할 수 있는 능력인 면역력을 갖고 태어나는데, 어떤 이유로 면역력이 저하될 수 있다.

면역력은 크게 백혈구 수치와 장 건강 상태로 확인이 가능하다. 백혈구 수치가 4,000개~10,000개/μL이면 정상 수치이며 면역기능도 양호하다. 장내에 유익균인 유산균이 많으면 면역력 역시 양호하다. 평소에 건강한 생활 습관을 유지하는 것이 무엇보다 중요하다. 매일 충분한 숙면을 취하고 과일채소를 많이 섭취한다. 유산소운동으로 혈액순환을 관리하고 근력도 강화한다. 마지막으로 마음을 잘 다스려서 스트레스에서도 벗어나야겠다.

<중년 건강을 위한 최소한의 실천노트>

면역력이 떨어지면, 몸에 피로가 지속적으로 쌓여 자주 피곤을 느끼게

되고 감기도 자주 걸린다. 장내 면역력 강화를 위해 우선 해야 할 것은

1. 발효 식품, 채소류를 많이 섭취하여 유산균을 늘린다.

2. 햄, 소시지 등의 가공육 섭취를 줄인다.

3. 규칙적인 식사와 식물성 위주의 식사로 변비를 치료한다.

4. 유산소운동과 근력운동을 통해 건강한 신체를 유지하고, 합리적인

   긍정적 사고로 스트레스로부터도 벗어나야 한다.

☞ **건강하려면 면역력을 강화해야 한다.**

‖ 02 ‖

질병으로부터 배우는 인생의 지혜

우리나라는 2023년 6월 1일부터 코로나 19 질병의 위기 경보 수준을 심각에서 경계로 하향 조정했다. 감염 취약 시설(병원, 경로당 등)을 제외한 다른 곳에서의 마스크 착용 의무를 없앴으며, 격리해제 등 실제로 엔데믹에 진입했다. 이는 세계보건기구(WHO)의 2023년 5월 5일 코로나 19 비상사태 선포 해제에 따른 후속 조치로 볼 수도 있다. 중국 후베이성 우한시에서 2019년 12월 31일에 코로나 19가 최초로 발생하고, 그 뒤에 WHO가 2020년 1월 30일에 팬데믹을 선언한 지 3년 4개월 만의 해제이다.

대한민국의 코로나 19 첫 확진자는 2020년 1월 20일 발생했다. 코로나 19의 치명률은 39세 이하는 미미하여 통계가 어렵고, 40~49세 0.01%, 50~59세 0.03%, 60~69세 0.11%, 70~79세 0.44%, 80세 이상은 1.87%로 연령이 많을수록, 면역력이 떨어질수록 치명률이 높다.

질병은 모든 생명체의 신체적, 정신적 기능이 비정상적으로 된 상태이다. 인간에게 있어서 질병이란 극도의 고통을 비롯해 스트레스, 신체기관의 기능 장애와 죽음까지도 유발한다. 즉 심신의 전체 또는 일부가 일차적 혹은 계속적으로 장애를 일으켜서, 정상적인 기능을 할 수 없는 되는 것이다. 질병은 감염성 질환과 비감염성 질환으로 나눌 수 있다.

감염성 질환이란 병원체가 인체나 동물에 침입하여 증식하는 감염에 인해서 전파되는 질병을 뜻한다. 병원체가 인체에 침입하였다고 항상 질병이 나타나는 것은 아니며, 면역 체계가 가진 병원체에 대한 저항의 정도에 따라서 질병이 나타나기도 하고 나타나지 않을 수도 있다. 감염성 질환은 감염의 원인이 되는 병원체의 종류에 따라 구분할 수 있는데, 병원체로는 세균, 바이러스, 진균, 원생생물(기생충) 등이 있다. 대표적인 감염성 질환으로는 코로나 19, 스페인독감, 메르스, 사스 등이 있다.

반면, 비감염성 질환은 고혈압이나 당뇨병, 고지혈증 등 심뇌혈관질환과 같이 병원체 없이 일어날 수 있는 질환을 말한다. 대개 발현 기간이 길며, 만성질환이라 부른다.

최근의 감염성 질병인 사스, 신종플루, 메르스, 코로나 19 등은 모두 호흡기증후군이다. 호흡기를 통해 병원균에 감염되기 때문이다. 이러한 감염성 질병을 예방하기 위해 공통적으로 강조하는 것은 손 씻기이다. 아직도 화장실에서 나온 후, 혹은 외출에서 돌아온 후에 손을 씻지 않거나 형식적으로 2~3번 손에 물만 묻히는 모습을 많이 본다. 손 씻기는 현대를 살아가는 모든 사람들이 반드시 실천해야 할 생활 지혜이다. 호흡에 의한 전파는, 상대와 약간 거리를 두는 것으로 해결이 가능하다. 특히 불특정 다수와 수많은 접촉을 하는 손은 기회가 있을 때마다 씻어야 한다.

우리 손은 타인과의 직접적인 접촉뿐만 아니라, 문의 손잡이 혹은 무심코 만지는 공용 물건들에도 무방비로 노출되어 있다. 모든 접촉면에는 다양한 세균과 바이러스가 기생하므로, 여건이 생길 때마다 손 씻기를 제대로 실천하는 것은 현대인의 필수행동이다. 나는 외부 활동할 때, 화장실에 갈 기회가 있으면, 흐르는 물에 손바닥으로 혹은 깍지 낀 손으로 6번 정도 정성껏 손을 씻는다. 나도 처음부터 이러한 손 씻기 습관이 없었다. 하지만 사스, 메르스, 코로나 19 등을 겪으면서 손 씻기의 필요성을 절실히 체감했기 때문에 손 씻기를 확실하게 실천하게 되었다.

현 인류는 13만 년 전 아프리카에서 출현했는데, 이들은 네안데르탈인들과 수만 년 동안 함께 살았다. 다만 4만 년 전에 네안데르탈인들만 멸종했다. 그 이유는 질병에 대한 면역력의 차이때문이라는 것이 유력하다. 미국 스탠퍼드 대학 연구팀에 따르면, 질병에 대한 현생 인류의 면역력이 네안데르탈인들보다 강했기 때문에 네안데르탈인들은 멸종하고 현생 인류만 살아남았다고 한다. 질병은 원시시대부터 인류의 모든 삶과 함께 있어 왔다. 그런 면에서 보면, 인류의 역사는 질병의 역사이다. 인류가 등장한 이래로 질병은 항상 존재해 왔고, 기후가 변하고, 환경이 달라질 때마다 새로운 질병이 생겨나 인류 사회를 공황 상태로 만들기도 했다.

역사상 인류를 공포로 몰아세운 질병들에는 어떤 것들이 있을까? 기원전 430년경에는 그리스의 아테네에 역병이 발생하여 당시 아테네 인구의 4분의 1인 6만 명이 사망했다. 6세기 중엽에는 아라비아와 이집트에서 시작된 역병이 로마 제국으로 번져 로마 제국 인구의 40%인 30여만 명이 사망했는데 그 역병은 '페스트'로 추정되고 있다.

남미의 잉카제국은 16세기에 피사로가 이끈 스페인 원정대에 의해 무너졌다고 알려져 있다. 그런데 실제로 잉카제국 멸망의 가장 큰 원인은 천연두와 홍역 같은 전염병이라고 한다. 스페인 원정대는 이미 자국에서 유행했던 천연두나 홍역을 앓은 적이 있어 면역력이 있었던 반면, 생전 그런 전염병에 노출된 적이 없었던 잉카인들은 스페인 원정대가 가져온 천연두와 홍역 균에 감염되어 속절없이 무너졌던 것이다. 스페인 원정대가 도착한 후 불과 수십 년 사이에 600만 명 정도이던 잉카제국 인구의

90%가 사망했다고 한다.

20세기 들어 발생한 최악의 전염병은 1918년에 발생한 스페인독감이다. 이 독감으로 최소 2,500만 명에서 5,000만 명에 가까운 사람이 죽었다. 인도에서 1,250만 명, 미국에서 55만 명이 죽었고, 우리나라에서도 14만 명이 사망한 것으로 추산되고 있다.

질병에는 뚜렷한 원인이 있는 것이 있고, 원인 없이 일반적으로 증상만 나타나는 것도 있다. 나는 42세 때인 2009년에 이유를 알 수 없는 편두통을 겪었는데, 이처럼 뚜렷한 병명이 없는 때도 있다. 그 당시에 나는 근력운동을 해 왔으나 유산소운동은 하지 않았다. 야외활동을 별로 하지 않고 아파트에서만 생활했었다. 편두통 때문에 병원에 가면, 의사 선생이 간단히 진단하고는 정맥주사 수액 처방을 해주었다. 1시간 동안 수액을 주사 받았는데, 그러면 3~4일 괜찮다가 또 편두통이 생겼다. 그러면 다시 병원에 가서 수액을 처방받았다. 수액 주사 맞기를 3번 정도 한 후에도 편두통이 발생하자, 결국 운동하기로 결심을 했다.

왜냐하면 의사가 분명히 운동을 하라고 얘기를 했기 때문이다. 병원을 계속 다니는 게 지속 가능한 인생 같지도 않았다. 나는 중학생 된 이후로 계속 자전거를 탔었는데, 자전거를 타는 것이 유산소운동으로 나에게 적당할 것 같다는 판단을 했다. 인터넷으로 로드 사이클을 구매해서 주말인 토요일, 일요일 양일간 야외에서 타기 시작했다. 자전거를 탄 이후로 두통이 생기지 않았다. 물론 다른 원인으로는 두통이 오는 경우도 있으나, 이처럼 몸 관리가 되지 않아 지속적으로 두통이 오는 경우는 없다.

주말에는 자전거를 약 2시간 타고, 평일에는 회사 생활 때문에 저녁에 실내 자전거를 25분 정도 탄다. 실내 자전거를 타면서 주로 9시 뉴스를 본다. 주말에 2시간 정도 자전거 타면, 1시간 걸려 목적지로 가서 자전거에서 내려 쉬었다가 집으로 되돌아 복귀한다. 여름, 겨울 사시사철 모두 자전거를 탄다. 겨울에는 일반 옷으로는 추위가 감당이 안 되어 방한 등산복을 입고 탄다. 그리고 스키 장갑을 끼고 방한화를 신는다.

인류의 삶과 함께하고 있는 질병은 결코 싸워야 하는 대상만은 아니다. 어떤 질병이 발생하면 인류에게 생존의 위협을 가하기도 하지만, 다른 한편으로 그 질병으로 인해 인류가 보다 진보한 발전을 하게 되는 계기가 된다. 개인도 마찬가지이다. 나에게 2009년 편두통이 지속된 것은 내 몸이 나에게 내 몸 관리를 개선하라고 대화를 걸어온 것이다. 그래서 내가 자전거 타기를 하여 유산소운동을 하게 되는 계기가 되었다. 나 스스로 지속 가능한 몸 관리를 하게 된 것이다.

앞으로 어떤 상황이 닥칠지는 정말 아무도 모른다. 그러나 질병들은 인류 혹은 한 개인에게 진일보한 행동을 하라고 요구하는 것이라고 해석하면 된다. 코로나 19 같은 감염성 질병이 다시 찾아온다면 모두가 외출 후 반드시 손 씻기를 실천하여 보다 지혜롭게 건강하게 되기를 바란다.

<중년 건강을 위한 최소한의 실천 노트>

우리는 병원균에 의한 감염성 질병과 고혈압과 같은 비감염 질병에 노출되어 있다. 코로나 19, 스페인독감, 메르스, 사스 등의 감염성 질병을 예방하기 위해서는 가장 손쉬운 방법이 손 씻기이다. 비감염 질병을 예방하기 위해서는 혈관 건강을 챙길 수 있는 유산소운동이 최선의 방안이다.

☞ **감염성 질병은 손 씻기로, 비감염성 질병은 유산소운동으로 대처하자.**

‖ 03 ‖

합성화학물질(약)이 건강 최대의 적이다

우리는 하루를 시작하는 아침부터 합성화학물질에 무방비로 노출되어 있다. 일어나서 머리를 감을 때 사용하는 플라스틱 세숫대야부터 샴푸, 화장품에도 합성화학물질이 포함되어 있다. 식사 중에는 플라스틱 식기가 있으며, 오염된 음식, 가공 음식 등에도 합성화학물질이 있다. 식후 양치하는 동안에는 치약, 칫솔과 같은 합성화학물실에도 노출된다. 나이가 많아짐에 따라 당연하게들 복용하는 약 또한 합성화학물질의 한 종류이다. 이렇게 아침부터 우리 몸은 온통 합성화학물질과 더불어 살아가고 있다.

하지만 현대인이 합성화학물질 덕분에 많은 혜택을 누리고 있는 것 또한 사실이다. 샴푸가 있어서 머리를 감아 두피를 깨끗하게 관리하고 머리에 향기도 나게 할 수 있다. 칫솔이 있어서 내 소중한 치아를 잘 닦아 건강하게 유지 관리할 수 있다. 텁텁하고 건조한 얼굴에는 화장품을 발라 피부를 탱탱하게 하고 수분도 공급할 수 있다. 세제로는 음식물이 남겼던 식기를 잘 닦아 세균으로부터 식기를 깨끗하게 할 수 있다. 비누로는 우리 몸을 깨끗하게 씻을 수 있다. 평소에 입는 옷과 신발 또한 합성화학물질이다. 우리 생활에 없어서는 안 되는 필수불가결한 것이 합성화학물질이다.

세계 인구는 1900년 16억 5,000만 명, 1950년 25억 2,000만 명, 2000년 60억, 2022년 80억 명으로 급성장했다. 최근 50년 동안의 인구 증가율을 살펴보면 1800~1850년은 29%, 1850~1900년은 31%로 별 차이 없이 비슷하나, 1900~1950년은 52%이고 1950~2000년은 140%로 급속히 늘어났다. 이와 같은 엄청난 인구 증가의 원인 중 하나가 바로 합성화학물질이다. 개발국들은 불과 50년 전에는 상상조차 못 했던 물질적 풍요 속에 살고 있다. 인간의 기본생활을 영위하는 데 필요한 의식주가 거의 해결되었고 또한 각종 질병에서의 고통과 죽음에서 많이 해방되었다. 이게 모두 합성화학물질 덕분이다.

평균 기대수명 또한 크게 늘어났다. 1900년에 태어난 어린이의 평균 기대수명은 남자 46년, 여자 48년이었으나 1950년에는 남자 66년, 여자 71년이 되었고, 2004년에는 남자 77년, 여자 82년으로 크게 늘어났다. 이와 같이 급격하게 늘어난 인구수, 생활의 풍요, 그리고 수명 연장은 인공적으로 합성된 비료와 농약의 사용에 따른 식량의 공급 확대, 합성섬유와 플라스틱에 의한 값싼 의복과 생활용품의 공급, 합성 의약품에 의한 질병 치료 등에 크게 기인했다.

이처럼 합성화학물질은 인류의 삶에 크게 기여하여 인구 증가에 크나큰 도움이 되었다. 하지만 이러한 합성화학물질에는 큰 단점이 존재한다. 천연물질은 임무를 수행한 뒤 소멸하거나 기능을 멈춘다. 그러나 합성화학물질은 본연의 기능을 수행한 뒤에도 체내에서 소멸하지 않거나 기능을 중단하지 않고, 우리 몸을 원하지 않은 방향으로 자극하거나 혼란시킬 수 있다. 그 결과 우리 몸에 합성화학물질이 쌓일 수 있다.

우리 몸이 제거하시 못한 화학물질은 대부분 지방에 잘 녹기 때문에 지방조직에 축적된다. 축적된 화학물질들은 지방 대사를 교란해 신진대사에 나쁜 영향을 끼친다. 이러한 합성화학물질을 처리하는 능력은 개인의 영양 상태, 체질, 나이, 건강 상태 등에 따라 다르다. 내 몸에 쌓이는 합성화학물질들을 처리하고 제거하는 능력이 클수록, 그것들이 몸 안에 쌓일 가능성이 줄어들고 관련된 질병으로부터도 멀어져 건강을 유지할 수 있다.

양날의 검인 합성화학물질과 더불어 잘 살아가기 위해서는 다음과 같이 실전해 보사.

첫째, 물을 자주 마시고 운동한다. 물을 자주 마시고 규칙적으로 운동하면 몸속 대사가 활발해져 체내에 축적된 환경호르몬을 배출시키는 데 도움이 된다.

둘째, 일반 플라스틱 용기에 뜨거운 음식물을 담는 것을 멀리한다. 뜨거운 음식이나 액체는 가능하면 유리나 도자기, 스테인리스, 내열 온도가 높은 플라스틱 재질의 용기에 담아 사용하는 것이 좋다. 일반 플라스틱과 뜨거운 음식이 만나면 환경호르몬이 생성되므로 반드시 멀리해야 한다.

셋째, 플라스틱 사용을 줄인다. 세제나 일회용 플라스틱 용기, 비닐봉지 등의 사용은 줄이는 것이 좋다. 일회용 컵 대신 텀블러를, 비닐봉지 대신 에코백을 사용함으로써 플라스틱 사용을 줄인다.

넷째, 화장품 사용을 줄인다. 화학 성분이 들어있는 화장품 사용을 줄이고, 향수와 방향제는 되도록 사용하지 않는 것이 좋다.

경북에 사는 70대 후반의 한 여성은 당뇨병 · 심부전 · 과민성 대장증후군·위식도역류병 등을 앓고 있다. 동네 의원 3곳과 대학병원 2곳에 다닌다. 동네 의원에서는 고지혈증·과민성 대장증후군·감기 등 약 11개의 약을, 대학병원에서는 통증 조절·당뇨병·심부전증 등 6개의 약을 타서 먹는다. 그녀는 보통 8~10개의 약을 먹고, 어떤 때는 4~5개를 더 먹기도 한다.

건보공단은 만성질환 환자가 10개 이상의 뭉치 알약을 60일 이상 먹는 경우를 일컬어 '뭉치 약 복용자'라고 말한다. '뭉치 약 복용자'는 지난해 117만 명이고 매년 늘고 있다. 약을 20개 넘게 먹는 사람이 약 3만 명이다. 75세 이상의 환자 중 뭉치 약(약 5개 이상, 90일 이상 복용) 복용 노인의 비율이 경제협력개발기구(OECD) 평균 47%이지만 한국은 70%이다. 소득이 높을수록 복용하는 약 개수기 많다. 고소득층(8~10분위)이 저소득층(1~3분위)의 2.3배에 달한다. 건보공단은 "고소득층이 경제적으로 여유 있고 '의료 쇼핑'을 많이 하는 경향이 있다."라고 분석한다.

뭉치 약 복용의 주요 부작용은 신체 기능 저하, 인지 능력 감소 및 약물 상호 부작용 등이다. 하루 5개 이상 약을 먹는 노인의 72%, 3~4개 약 복용자의 54%가 낙상 경험이 있었다. 이는 안 먹는 사람의 낙상 경험인 19%보다 월등히 높은 수치이다.

(참조: "'약 34개'를 밥처럼 먹는 할머니⋯정작 중요한 약은 빠졌다.", <중앙일보>, 2023.06.14.)

식품의약품안전처에서 발표한 올바른 약 복용법은 다음과 같다.

1. 새로운 약을 처방받을 땐 의사/약사에게 현재 복용하는 모든 약에 대해 자세히 알린다.
2. 새로운 증상이 나타나면 약의 부작용인지 의심해 보고, 의사/약사와 상담한다. 새로운 증상으로는 소화불량, 속 쓰림, 졸림, 피로감, 인지 능력 저하, 어지러움 등이 있다.
3. 냉장 보관 표시가 없다면, 약은 건조하고 서늘한 곳에 보관한다.
4. 약을 임의로 쪼개거나 갈아서 복용하지 않는다.
5. 물과 함께 복용한다. 커피나 술, 유제품, 주스 등을 약과 함께 먹으면 약의 효과가 떨어질 수 있다.
6. 정해진 시간에 약을 복용한다.

지속적으로 약을 복용하는 것은 건강을 위해서 바람직하지 않다. 몸에 어떤 상황이 발생하는 것은, 즉 질병이 발생하는 것은 내 몸이 나에게 대화를 건다고 본다. 지금까지 했었던 습관이 잘못되었으니 바꾸라는 신호이다. 그 신호를 제대로 읽어 내는 게 중요하다. 56세인 나는 지금 매일 장기적으로 복용 중인 약은 없다.

건강하면 약을 복용할 필요가 없다. 그러나 질병이나 사고를 당하면 약이 필요할 수도 있다. 상황에 따른 조건이 성립되면 의약품의 부작용은 누구에게든 일어날 수 있다. 유럽에서는 진통제 과잉 복용으로 인해 사망하는 사람이 코카인, 헤로인 등으로 사망한 마약 중독자들의 수보다 많다. 무심코 이 병원 저 병원에서 처방전을 받아서 여러 약을 한꺼번에 복용하는 것은 자제해야 한다. 약 중복으로 인한 상호작용으로 약효가 떨어지거나 약효가 사라질 수도 있고, 의도치 않은 심각한 부작용도 겪을 수 있다. 건강을 위해서는 현대 문명의 이기인 합성화학물질의 사용을 자제하고, 의약품은 필요한 만큼만 복용하는 지혜가 필요하다.

<중년 건강을 위한 최소한의 실천 노트>

질병이나 사고를 당하면 치료를 위해 불가피하게 약이 필요하다. 그러나 장기적으로 계속해서 약을 복용하는 것은 근본적으로 잘못된 삶이다. 약을 복용하게 된 질병의 원인을 근본적으로 개선하는 것이 먼저다. 그래도 여러 개 이상의 약을 복용하게 되면, 의사 혹은 약사와 상담하여 이미 복용 중인 약과 추가 복용하려는 약이 서로 영향을 미치진 않는지를 반드시 체크해야 한다. 모든 약은 부작용이 있을 수 있으므로 예상치 못한 부작용이 생기면 병원을 방문하여 진단받아야 한다.

☞ 약에 의존하기보다는 질병 자체를 극복하는 자세가 필요하다.

‖ 04 ‖

건강기능식품, 몸에 좋다고 무작정 먹지 마라

우리나라 국민 10명 중 4명 이상이 종합비타민, 프로바이오틱스 등의 건강기능식품을 복용하고 있다. 연령대별로 살펴보면 6~11세 32%, 12~18세 19%, 19~29세 26%, 30~49세 45%, 50~64세 51%, 65세 이상은 47%가 복용하고 있다. 건강기능식품 복용 대상자 중 과반인 54%는 2개 이상의 건강기능식품을 복용 중이다. 50~60대는 3개 이상의 건강기능식품 복용 비율이 34%나 된다. 우리나라 국민이 복용 중인 건강기능식품을 종류별로 나누면 다음과 같다. 종합비타민이 22%로 가장 높고, 프로바이오틱스 15%, 오메가3지방산 12%, 비타민C 9%, 칼슘 6%, 비타민A 루테인 5%, 홍삼 4.5% 순이다. 프로바이오틱스는 면역력에 영향이 큰 장 건강에 유익한 미생물이다.

이렇게 일반 국민들 중 절반 정도가 건강을 위해서 건강기능식품을 매일 복용하고 있다. 실제로 내 주변 사람 혹은 내 가족도 건강기능식품을 복용하고 있다. 여기서 잠시 멈춰 서서, 건강을 위해서 복용하고 있는 건강기능식품이 실제로 건강에 도움이 되는지 제대로 확인할 필요가 있다.

건강기능식품을 복용하게 되면 어떤 부작용이 있는지 살펴보자. 건강기능식품을 여러 개 복용하면 어떤 특정 성분이 과잉 섭취되어 건강을 해칠 수 있다. 예를 들어 항산화 작용을 하는 코엔자임 Q10과 간 건강에 좋은 밀크시슬, 그리고 종합비타민과 미네랄 영양제를 동시에 복용할 경우, 비타민B2 함량이 1일 권장량의 20배 이상 과잉 섭취될 수 있다.

나는 어떤 상황이 발생하면 곰곰이 생각한다. 절대로 확신이 서기 전까지 판단을 하지 않는다. 머릿속에서 이 상황이 원인인지 저 상황이 원인인지를 시간을 두고 체크를 하는 것이다. 그러면 반드시 그 원인을 찾을 수 있고 해결도 가능해진다. 내가 사는 아파트에는 현관에 중문이 있는데, 입주한 지 10년 정도 지났을 때 중문의 손잡이가 고장이 났다. (참고로 현재 18년째 살고 있다) 그런데 손잡이 타입이 좀 독특했다. 대부분의 문은 손잡이와 잠금장치가 일체형인데, 내 아파트 중문은 손잡이와 잠금장치가 따로 분리되어 있었다. 그런데 아래쪽에 붙어 있는 잠금장치가 고장이 난 것이다.

중문을 새로이 살려고 인터넷 등을 보아도 원래 붙어 있는 중문만큼

예쁘고 멋있는 중문은 없었다. 해결의 실마리를 찾지 못하고 있다가 손잡이만 새로이 구매해서 장착하기로 결정했다. 아래쪽 잠금장치가 있던 부분은 글루스틱으로 속을 채우기로 했다. 그래서 대형 마트에 가서 잠금장치 일체형 손잡이와 해머 드릴을 사 왔다. 해머 드릴로 기존 손잡이 부분에 새로운 공간을 만들어 새로 사온 황금색 손잡이를 장착했다. 아랫부분의 잠금장치가 있던 공간은 글루스틱으로 채우고 표면에는 'DECO STICKER'를 붙여 미관을 보기 좋게 완성했다. 중문 손잡이 전체가 전보다 더 화려하고 멋있어졌다.

건강기능식품을 복용해서 배가 아프거나 피부발진이 생길 때에도 곰곰이 생각하면 답이 나온다. 먼저, 복용하던 건강기능식품을 끊어보고 증상이 지속되는지 확인한다. 증상이 계속되면 건강기능식품이 원인이 아니다. 증상이 호전되면 건강기능식품이 원인이다. 만약 여러 종류의 건강기능식품을 복용 중이라면, 하나씩 복용을 중단해 보면서 증세 지속 여부를 체크해 보면 된다. 단지 좀 복잡해지니 신중해야 하겠다.

주의할 점은 동일한 성분의 건강기능식품이라도 그 종류에 따라 부작용이 생길 수도 안 생길 수도 있다는 것이다. 그것은 건강기능식품 제작 과정에 부형제가 들어가는데, 그 부형제의 성분이 다를 수 있기 때문이다. 부형제는 건강기능식품에 적당한 형태를 주거나 사용상 편리하게 해

주는 목적으로 더해지는 물질이다. 물약의 물, 가루약의 녹말, 알약의 감초가루 등이다.

건강기능식품 성분별 과다 복용에 따른 증상을 살펴보자. 항산화 영양소인 비타민C는 피로 해소, 노화 방지, 면역력 향상 등의 효과가 있다. 수용성 비타민이라 적정량 이상 복용 시 소변으로 배출되는 게 일반적이다. 그런데 비타민C 과다 섭취가 지속될 경우 메스꺼움, 위경련, 설사 등을 일으킬 수 있다. 스웨덴 연구에 의하면, 비타민C 과다 복용은 요로결석, 신장결석으로 이어질 수 있다. 소변으로 배출되지 못한 성분들이 남아 결석을 생성하기 때문이다. 식품의약품안전처에 의하면, 비타민C 권장량은 하루 100mg이다.

비타민D는 칼슘 흡수를 도와 뼈를 강화하고 면역력을 높이는 영양소이다. 햇볕을 쬐면 간, 신장에서 비타민D가 합성된다. 그런데 비타민D를 과다 복용할 경우 칼슘과 인 수치가 과도하게 오르고 부갑상선 기능 이상을 초래할 수 있다. 그 결과, 식욕부진, 구토, 근력 약화 등의 증상을 겪을 수 있다. 비타민D의 하루 권장량은 400~800IU(10μg)다. 비타민D 수치 검사 후 부족한 사람은 1,000IU까지 보충이 가능하다.

철분은 산소를 온몸에 운반하는 헤모글로빈 생산에 필수적인 성분이다. 철분을 적절히 보충하면 혈관 건강, 근육세포 형성, 간, 뇌 기능 향상에 도움이 된다. 그런데 철분이 과다하면 위장관 장애, 구토, 설사, 관절통, 출혈 등을 겪을 수 있다. 성인의 하루 철분 섭취 권장량은 남성 10mg, 여성 14mg이다. 임산부의 경우 이보다 더 많은 20~24mg 정도다.

칼슘은 뼈, 치아를 형성하고 혈관의 수축 및 이완, 신경 자극 전달 등에 쓰이는 영양소다. 우리 몸에서 저절로 생산되지 않기 때문에 매일 적정량만큼 섭취해야 한다. 단, 칼슘을 과다 섭취하면 칼슘 찌꺼기가 혈관에 쌓여 협심증, 동맥경화, 심근경색 등을 유발할 수 있다. 대한골대사학회에서는 50세 미만 성인에게 하루 1,000mg, 50세 이상은 1,200mg의 칼슘 섭취를 권고한다. 단, 보충제로 칼슘을 섭취할 때는 1회 섭취량을 500mg 이하로 유지해야 한다. 그래야 몸에 흡수가 잘 되고 부작용으로 위장장애가 발생할 위험이 감소한다.

아연은 면역력을 높이고 상처 치유, 단백질 합성 등에 효과적이다. 그런데 아연을 과다 섭취하면 오히려 면역기능이 억제된다. 캐나다 뉴펀들랜드 메모리얼대 연구에 의하면, 권장량의 30배에 달하는 아연을 섭취한 사람은 체내 면역세포인 림프구 자극 반응이 감소해 면역기능이 저하됐다. 식품의약품안전처에서는 아연 일일 섭취량을 7~10mg로 권고한다. (참조: "영양제 복용 중이라면 알아야 할 '과다 복용' 신호는?", <헬스조선>, 2023.06.09.)

국민의 절반 정도가 좀 더 건강하기 위해서 복용하는 게 건강기능식품이다. 그 취지에 맞게 복용하려면 주의를 해야 한다.

첫째, 안 먹던 건강기능식품을 복용해 부작용이 생기면, 일단 복용을 중단해 해당 건강기능식품이 원인인지 판단해 본다.

둘째, 건강기능식품의 라벨에 나와 있는 여러 정보 중 생리활성기능의 등급을 확인한다. 생리활성기능은 인체의 정상기능에 특별한 효과가 있어 건강상의 기여를 나타내는 것이다. 1등급은 "~에 도움을 줌", 2등급은 "~에 도움을 줄 수 있음"이다. 도움을 주는 것과 도움을 줄 수 있는 것은 분명히 다르고 1등급은 과학적 근거자료의 수준이 높다는 의미이다.

셋째, 보건복지부의 "한국인 영양소 섭취기준"에 따라 적절한 일일 섭취량을 복용한다. 성별, 나이별로 권장섭취량 이상 상한섭취량 이하의 충분섭취량에 따라 복용하면 된다. 건강을 위해서는 건강기능식품을 반드시 제대로 알고 복용해야 한다.

<중년 건강을 위한 최소한의 실천 노트>

건강기능식품은 선택의 문제이고 필요한 성분은 음식과 자연에서 얻어야 지속가능하다. 일시적으로 필수불가결한 건강기능식품을 섭취할수는 있으나, 장기적으로는 음식과 자연으로부터 섭취하여야 한다. 그래도 굳이 건강기능식품을 섭취하려면, 해당 식품이 과학적 근거가 있는지 확인하고 복용 시에 발생할 수 있는 부작용까지도 감안해야 한다.

☞ **건강해지려면 건강기능식품보다는 제대로 된 식사와 운동이 먼저이다.**

불편한 장은 신호를 보낸다

나의 경험상 대체로 한식당에 가서 식사를 하면 속이 편안하다. 장이 불편하지 않고 편한 것이다. 그래서 내 몸도 편하게 반응하는 것이다. 고기를 먹어도 포만감 있고 속 편하게 먹을 수 있다. 그런데 고기는 절대로 채소 등을 곁들이지 않고는 먹을 수 없다. 고기만으로는 한 끼도 먹지 못한다. 일반적으로 고깃집에 가면 사람들은 고기 위주의 식사를 하게 된다. 그러면 속이 편하지는 않다. 쌈 채소, 마늘, 김치, 된장찌개와 밥을 같이 먹으면 그나마 속은 편하다. 물론 대부분의 사람들은 자신의 몸이 어떻게 반응하는지 별 관심도 없다. 의식을 중요시하기 때문이다. 즉, 자신의 생각을 우선시하기 때문이다.

회사 업무로 출장을 갈 때, 나는 아주 가끔 편의점에서 크림이 많이 든 빵과 우유제품을 사서 먹는다. 그러면 대부분 먹을 때는 달콤한 맛에 맛있게 먹지만 그 후에는 항상 속이 편하지 않다. 어떤 때는 설사까지 겪는 경우도 발생한다. 먹은 음식들이 궁합이 맞지 않아 설사를 하고 나면 속이 편안해진다. 이 또한 내 몸이 나를 살리려는 자구책이라고 본다. 서로 맞지 않은 음식이 장 속에 계속 있으면 독가스나 좋지 못한 물질이 생길 수 있다. 그러면 내 몸 전체에 아주 커다란 위험을 초래할 수도 있다. 그래서 몸 밖으로 배출하는 것이다.

아무리 기술과 AI 등이 발전해도, 인간으로 살아가는 이상 식사와 배변은 원초적으로 매우 중요한 행위이다. 한마디로 쉽게 표현해 잘 먹고 잘 싸야 하는 것이다. 그런데 바쁘게 살아가는 현대인들의 식사 습관이 좋지 않아 변비가 있는 사람이 많다.

변비가 있는지 알 수 있는 자가진단법은 다음과 같다. 아래에 있는 6개 항목 중 2가지 이상의 증상이 3개월 이상 지속되면 변비로 보면 된다.

1. 배변 횟수가 주 3회 이하이다.
2. 변이 과도하게 딱딱하다.
3. 배변 시에 과도한 힘이 든다.
4. 변이 굵은 편이다.
5. 한 번 배출할 때 변 무게가 30g(골프공 크기) 이하이다.
6. 배변 후 항상 잔변감과 불쾌감이 느껴진다.

일반적인 변비의 주요 원인은 음식을 너무 적게 먹기 때문이나. 음식 섭취량이 적으면 대변이 배출될 정도로 충분하게 변이 만들어지지 않는다. 그래서 시간이 지나도 변이 계속해서 장내에 쌓이게 된다. 오랫동안 장내에 머물게 된 대변은 수분이 부족해지기 때문에 말라서 변비를 일으키게 된다. 수분 섭취량이 적어도 몸에 수분이 부족해져 변이 굳어지게 되어 변비를 일으킨다. 잘못된 식습관도 변비를 악화시킨다. 누구나 손쉽게 맛있게 먹을 수 있는 패스트푸드, 빵, 떡 등의 밀가루 섭취는 변비를 악화시킨다. 그 외에도 정신적 스트레스와 운동 부족도 원인이 될 수 있다.

변비의 단기적 치료법은 변비약을 먹는 것이다. 그리고 변비가 정말 심각하면 장내의 변을 직접 밖으로 배출하는 관장도 있다. 장기적으로는 식습관을 바꿔야 한다. 식이섬유가 풍부한 과일을 많이 섭취한다. 사과, 바나나, 복숭아, 딸기 등을 먹으면 된다. 평소에 충분한 수분을 섭취한다. 유산소운동과 근력운동도 하여 장뿐만 아니라 몸 전체에 자극을 주어 신체 각 부위가 정상적인 기능을 할 수 있게 만들어 준다.

충남 아산 호서대 식품영양학과 정혜경(66) 교수는 "건강에 이상적인 채식과 육식의 비율은 8 대 2입니다. 한국의 전통음식은 이 비율을 이루고 있습니다. 한국 음식의 가장 큰 특징은 채식을 기반으로 하는 것이

죠."라고 얘기했다. "채식과 육식의 조화로운 비율을 갖춘 음식은, 성인병 등 만성질환 예방에 좋고 풍미가 뛰어나다."라며 "결국 나물을 포함한 채소를 많이 먹어야 건강을 지킬 수 있다."라고 말했다. 나물은 채소를 조미하여 무친 반찬을 말한다. (참조: "이상적인 채식과 육식의 비율은 '8 대 2', 전통 한식 이 비율 잘 맞아", <중앙일보>, 2017.06.08.)

사람의 치아 개수는 총 32개이다. 이중 어금니가 20개, 앞니 8개, 송곳니 4개이다. 어금니는 음식을 잘게 부술 때 사용하고 송곳니는 고기를 조각낼 때 사용한다. 어금니는 소와 같이 채식동물이 음식을 먹을 때 사용하고, 송곳니는 호랑이같이 육식동물이 고기를 잘라 먹을 때 사용한다. 치아 비율적으로 어금니의 채식은 83%, 송곳니의 육식은 17% 정도 된다. 앞니는 무엇을 깨물 때 사용하므로 제외했다. 한국의 전통음식과 신체상 치아 구조로 볼 때 채식과 육식의 비율은 8 대 2가 이상적이다. 현대인의 식단은 전통 한식과는 거리가 멀다.

음식을 먹어서 배탈이 나는 경우는 크게 식중독과 장염이다. 식중독은 세균에 오염된 음식을 먹어서 소화기가 감염되어 복통, 설사, 구토 등이 생기는 질병이다. 식중독 방지를 위해서는 세균에 감염되지 않도록 해야 한다. 또한, 음식은 신선한 것을 필요한 만큼만 구매해서 빨리 먹거나 냉장 보관 또는 냉동 보관한다. 세균 차단을 위해서는 물은 끓여 먹고 날음식은 먹지 않고 손을 깨끗이 씻는다. 모든 음식은 익혀서 먹어야 한다.

장염은 소장과 대장에 염증이 생기는 모든 질병을 말한다. 장에 염증을 일으키는 원인은 매우 다양하다. 감염성 장염에는 바이러스, 세균 등이 있다. 비감염성 장염에는 염증성 장 질환, 허혈성 대장염 등이 있다. 여름에 장염 환자가 급증하는데, 이는 고온다습한 날씨로 음식이 상하기 쉽고 더위로 변질된 음식을 섭취하기 때문이다. 포도상구균, 살모넬라균, 대장균 등의 식중독균이 인체로 들어와 감염을 일으키고 장염을 초래할 수 있다. 장염 주요 증상은 보통 2~3일 동안 열이 나고 토한다. 그후에는 설사를 하게 된다. 심한 경우에는 설사를 적게는 하루 2~3회, 많게는 20회를 넘게 할 수 있다.

장염이 심해지면 눈이 쑥 들어가고 입술이 마르고, 기운이 없어 축 처지거나 깨워도 반응이 없게 된다. 반응이 없기까지 하면 응급상황이기 때문에 병원에 가야 한다. 장염 대처법은 설사로 수분을 배출하므로 미지근한 물을 조금씩 홀짝거리듯 먹는다. 장염약을 복용할 수도 있다. 장염이 심하면 지사제를 복용해 설사를 멈추게 하는 방법도 있다. 몸 상태가 안 좋고 음식을 먹어도 계속 뱉어내기 때문에 일단 금식하는 게 좋다. 배 부분을 데우거나 마사지해 배를 따뜻하게 해준다. 빨리 낫기 위해서 장이 힘들지 않게 죽을 끓여 먹는 것도 방법이다.

여름철에 생고기, 육회를 먹고 나서 아이스 커피를 먹으면 거의 백발백중 설사를 한다. 아이스 커피 마신 후 2~3시간 정도 지나 설사를 하게 된다. 설사는 보통 한 번 정도 하는데 그 뒤에는 몸이 개운해진다. 이때 나의 생각은 '궁합이 맞지 않은 음식이 내 몸에 들어와 문제가 생겼다'이다. 문제가 생겼기 때문에 더 큰 문제가 생기기 전에, 설사로써 장 안에 들어있는 것을 몸 밖으로 배출하는 것으로 본다. 그러면 더 이상의 추가 증세는 없고 내 몸은 깨끗이 낫는다.

나는 식사 후에 보통 사과를 한 개 통째로 입으로 베어서 먹는다. 과일은 껍질에 영양이 많다. 과일의 껍질은 햇볕도 많이 받고 천적으로부터 방어하기 위해 껍질에 영양소를 많이 보유하고 있다. 하지만 과일을 껍질째 먹는 걸 좋아하기는 하지만 농약 등 오염이 염려스럽다. 그래서 식사 전에 물이 든 바가지에 과일을 담가 뒀다가, 식사 및 설거지 후에 사과를 세 번 씻고 흐르는 깨끗한 물에 헹구어 먹는다. 식후에 먹는 과일도 너무 많이 섭취하면 수분이 많아 속이 불편하다. 그렇지만 금방 회복이 된다.

장이 불편한 것은 우리의 생활 습관이 정상적이지 않기 때문이다. 우리는 피자나 햄버거, 치킨으로 끼니를 해결하기도 한다. 물론 가끔 이러한 음식을 먹으면 괜찮다. 그러나 지속적으로 섭취하면 우리 몸은 반드시 그에 따른 반응을 내어놓는다. 이런 패스트푸드의 장기 섭취는 설사, 변비, 비만 등을 생산한다. 나는 한국인의 식단 구조가 전 세계에서 가장 지속 가능하고 건강한 것이라 본다. 보통 전통 한식당 등에서 식사하면 속이 편안하다. 속이 편하다는 것은 몸에 좋은 영향을 주고 있다고 볼 수 있다. 이것은 한식의 채식과 육식의 비율이 대체로 8 대 2이기 때문이다.

그리고 사람의 치아 개수도 이와 비슷한 비율이다. 채식용인 어금니 20개와 육식용인 송곳니 4개의 비율이다. 나는 반찬 개수는 틀려도 양으로는 채식과 육식 비율을 지키려고 노력한다. 그리고 식후에 과일을 먹으면 배가 편안하다. 커피도 즐기고 과자도 즐길 수 있으나 그것이 주식이 되어서는 안 된다. 사람의 몸은 그렇게 진화되어 있지도 않다.

<중년 건강을 위한 최소한의 실천 노트>

―――――――――――― ―― ‥― ◀━

패스트푸드나 초콜릿을 맛있게 먹을 수는 있으나 절대로 연속해서 먹을 수는 없다. 왜냐하면 몸이 받아주지 않아 장이 편하지 않기 때문이다. 장이 편하지 않다는 것은 몸에서 부작용이 생기고 있다는 반증이다. 채소와 육류 위주의 식사를 하고 그 비율을 80대20 정도로 지키면 장도 편안하고 지속가능하게 건강을 챙길 수 있다.

☞ 장이 편하지 않다는 것은 내 몸이 거부하고 있는 신호이므로 식습관을 개선해야 한다.

‖ 06 ‖

과다한 운동에서 얻은 뼈아픈 교훈

나는 가끔 공공장소에서 사람들의 체형을 곰곰이 살펴본다. 그러면 신체 균형이 맞는 사람이 드물다는 것을 알 수 있다. 최근에 와서 비만 인구가 제법 늘어난 게 확연하게 눈에 띈다. 비만 인구가 늘어난 것도 분명하지만, 비만이 아닌데도 몸의 균형이 맞지 않은 사람도 많다.

현대를 살아가는 모든 사람들은 하루 24시간이 모자랄 만큼 바쁘게 살고 있다. 직장인은 회사에서 업무에 치이고, 학생은 학교 공부에 치이다 보면 운동할 시간은커녕 잠 잘 시간도 부족하다. 마음먹고 운동을 시작했다가도 시간이 나지 않아 꾸준히 하지 못하는 경우도 많다. 그러나 의지를 갖고 지속적으로 운동하는 사람들도 많은 것 또한 사실이다.

요즘 나는 17kg짜리 아령 2개로 주요한 운동을 하고 있다. 처음부터 아령 운동을 하지는 않았다. 역기로 운동을 하다가 어깨 관절에 무리가 오는 것 같아서 아령으로 바꾼 지 13년 정도 된 것 같다. 역기로는 운동할 수 있는 방법이 몇 종류 안 되고 운동 방향이 단순하기 때문에 어깨에 무리가 온 것으로 판단했다. 팔을 위로 올려 회전시키면 자꾸 어깻죽지에서 뚝뚝 소리가 났기 때문이다. 그래서 다양한 운동을 할 수 있는 아령으로 바꿨다. 아령은 10kg짜리 2개로 시작했다가 최대 30kg짜리로 운동하기도 했다.

운동을 해본 사람은 누구나 알겠지만 근력운동을 꾸준히 해보면 처음에는 근력이 쉽게 늘어난다. 그것은 운동기구의 무게를 늘릴 수 있기 때문에 알 수 있다. 30kg으로는 아령 운동을 2종목만 했었다. 해머컬과 스쿼트운동이다. 해머컬은 아령을 양손에 쥐고 번갈아서 아래에서 위로 180도 가도로 올리는 것이다. 아령을 쥐고 한 손씩 빈길아 다섯 번씩 올리고 난 다음, 맨손으로 동일한 횟수만큼 운동하여 팔의 피로를 풀고, 다시 아령을 쥐고 동일한 운동을 한다. 스쿼트는 양손에 아령을 쥐고 그대로 아래로 무릎이 90도 정도 될 때까지 앉았다가 일어나는 것이다.

30kg짜리 아령 운동을 하면서 내 근력의 한계가 왔음을 느꼈고, 그것을 극복하고자 악력기를 샀다. 둥근 레버를 돌려서 악력기의 힘을 조절할 수 있는 'GO PRO-70'이라는 운동기구다. 악력기도 처음에는 약하게 했다가 서서히 힘을 올렸다. 현재는 59kgf에 맞추어 매일 한 손에 30개

씩 총 60개씩 운동하고 있다.

아마도 그때는 악력기를 55kgf에 맞추어 운동했었는데, 오른손만의 힘으로 악력기를 완전히 접을 수 없어서 왼손으로 앞에서 밀어서 접었다. 말 그대로 변칙운동이다. 정상적인 운동이 아닌 것이다. 그런데 그렇게 운동한 후 오른쪽 팔꿈치에서 어깨까지 근육통이 와서 굉장히 아팠다. 약 2주 동안 근육통이 지속되었다. 변칙으로 억지로 운동을 한 대가였다. 물론 자연적으로 낫기에 병원 같은 곳은 가지 않았다. 요즘은 17kg짜리로만 모든 아령 운동을 하고 있다.

70대 중반 여성의 운동 과다 사례를 보자. 사례자는 27년 동안 수영을 해 왔다. 수영으로 인해 잠을 설칠 정도로 만성 어깨통증이 있어서 아팠지만 계속해서 수영을 하여 더 상황을 악화시켰다. 병원에서 회전근개 힘줄 손상과 어깨 관절염 진단을 받았다. 그래서 회전근개에는 힘줄을 보강하고 어깨 관절에는 인공관을 삽입하여 계속 수영을 할 수 있게 되었다. (참조: "당신의 운동은 건강하십니까? 노년 운동의 두 얼굴", <생로병사의 비밀>, 2022.05.25.)

스포츠 종목별 주요 부상 부위는 다음과 같다. 수영/야구/골프는 목, 야구/수영/테니스/골프는 어깨, 테니스/골프는 팔꿈치와 손목, 등산/스쿼트/야구/골프는 허리, 마라톤/사이클/축구/농구는 무릎, 마라톤/축구/농구는 발목과 발바닥을 다칠 확률이 높다.

근육량은 나이가 들수록 감소하게 되어 있다. 일반적으로, 근육량의 점진적인 감소는 40대 이후부터 발생하여 70대까지 10년마다 8%씩 감소한다. 그 이후에는 더욱 급격히 감소하여 10년마다 15%까지 감소할 수 있다. 특히 하체 근력은 40대 이후부터 70대까지 10년마다 10~15%씩 감소하다가 그 이후에는 10년마다 25~40%씩 빠르게 감소한다.

근육량 감소 등 운동이 부족하면 다음과 같은 증상이 나타날 수 있다. 허리 부위에 뱃살이 많으면 몸매가 비정상이라는 것은 누구나 안다. 과도한 뱃살은 복부비만과 연관성이 있고 심장과 콩팥, 간, 췌장, 소화기관 건강에까지 악영향을 준다. 허리둘레가 여성은 35인치, 남성은 40인치가 넘으면 건강을 위해 꾸준하게 운동을 해야 한다. 운동을 하는 건강한 사람도 계단을 오를 때 숨이 찬다. 하지만 숨이 찬 정도를 넘어 계단을 오르는 것 자체가 너무 고통스럽다면 몸에 이상이 있다는 것을 의미하며, 심장과 혈관 관련 운동이 필요하다.

운동 부족으로 인해 체형에 이상이 있으면 계단 오르기뿐만 아니라 유산소운동 자체가 힘들어진다. 이때는 주 5회 30분 정도씩 가볍게 걷는 운동을 하는 것이 좋다. 체력 소모가 많은 운동을 하면 음식이 더 먹고 싶을 것 같지만, 연구 결과 오히려 운동을 꾸준히 하면 운동 직후 음식에 대한 관심이 거의 없어진다고 한다. 반면 운동을 조금밖에 하지 않는 사람은 단 음식에 대한 갈망이 큰 것으로 나타났다. 운동을 꾸준히 하면 하루 종일 정신이 맑고 활력이 넘친다. 저녁에 시간이 없다면 새벽에 조금 더 일찍 일어나서 걷기 운동을 하거나 스트레칭을 하는 등 운동을 꾸준히 한다면, 만성 피로에서 벗어날 수 있다.

팔굽혀펴기는 등과 팔, 어깨 등 중심 근육을 모두 사용해야 하는 운동으로, 신체 능력을 검증하는 데 더없이 좋은 운동이다. 성별과 나이에 따라 다르지만, 50세 이하는 최소 5~10회는 해야 제대로 된 체형이라고 볼 수 있다. 하지만, 평소에 팔굽혀펴기를 해보지 않은 사람은 처음에 한두 개밖에 못 할 수 있다. 처음에는 무릎을 바닥에 댄 채 팔굽혀펴기를 해보고, 점점 횟수가 늘어나면 무릎을 떼고 제대로 된 자세로 하면 된다.

고혈압이나 당뇨병 등의 성인병이 발병했다면 운동 부족을 의심해 봐야 한다. 일반적인 성인병은 운동 부족이 원인이기 때문에 운동으로 대부분 예방할 수 있다. 성인병은 심장 기능 향상을 통해 예방할 수 있으므로, 하루에 20~60분 자신의 최대 운동능력 강도의 60~80% 범위 안에서 1주일에 3~5일 동안 운동을 해야 효과가 있다.

과도한 운동으로 인한 부상을 방지하기 위해서는, 운동하기 전에 반드시 충분한 시간을 들여 관절, 근육을 부드럽게 만든다. 운동강도를 적절하게 하는 것도 부상 방지의 방법이 된다. 운동강도는 HRDP(Heart Rate Deflection Point: 심박편향점. 심박수가 증가하다가 꺾이는 지점) 시점을 기준으로 해서 강도를 더 이상 올리지 않고 운동하면 된다. HRDP를 넘어서 운동하게 되면 젖산이 쌓이게 되어 근육 피로와 통증을 유발할 수 있다. 운동할 때는 스스로 나에게 필요한 운동인지, 또 맞는 운동인지를 평소에 생각하고 실천해야 한다. 그리고 운동으로 인한 작은 증세도 반드시 살피고 다스려야 한다.

<중년 건강을 위한 최소한의 실천 노트>

누구나 운동을 하다 보면 부상과 같은 부작용을 경험할 수 있다. 나는 한 손으로 해야 하는 악력기를 두 손으로 해서 팔에 2주간 통증을 겪은 적이 있고, 윗몸일으키기를 할 때 바닥에 방석을 깔아서 하다 보니 방석이 움직여서 꼬리뼈가 다쳐 피가 난 적이 있다. 악력기에 의한 통증은 자연적으로 나았고, 윗몸일으키기는 엉덩이 바닥 면에 메모리폼 욕실 매트를 깔아서 해결했다.

이와 같이 운동 시에 부작용을 겪을 수는 있으나, 그 때문에 운동을 그만두는 자충수를 두면 안 된다. 오히려 스스로 깨닫거나 전문가의 도움을 받아서 부작용을 해결하고 운동을 지속하여 원하는 건강을 성취해야 한다. 필요하다면 운동 종목을 바꾸어서라도 원하는 건강을 성취해야 한다.

☞ **건강을 위해서는 운동의 부작용을 극복하여 원래의 운동 효과를 얻어야 한다.**

‖ 07 ‖

잘못된 생활로 혈관이 망가진다

내가 중학교 2학년이던 1981년 봄, 여느 때와 마찬가지로 온 식구가 논에 모를 심기 위해 모였다. 나는 경주시 현곡면의 농촌 마을에 살았었다. 평소에 할아버지는 머리가 많이 아프셔서 주무실 때 끙끙 앓는 소리를 많이 내셨다. 그 당시는 지금과 같이 의료기술이 발달되어 있지 않은 데다가, 사람들도 건강에 별로 관심이 없었다. 하루하루 벌어먹기 바쁜 시절이었다. 할아버지는 젊어서 일본에 가서 돈을 좀 벌어 오셔서 아들 둘, 딸 넷을 모두 출가시키셨다. 그런데 본인의 머리에 있는 두통은 제대로 알지 못하셨다. 요즘 같으면 병원에 언제나 가서 진찰이라도 받을 수 있겠으나, 그 시절에는 병원 가는 게 쉽지 않은 행사였다.

모내기 시작 시점에 할아버지가 넘어지셨다. 아버지가 할아버지를 업고 경주 시내에 있는 병원에 가서 진찰을 받으셨다. 중풍(뇌졸중)을 앓으신 것이다. 1년 동안 아무 거동도 하지 못하시고 방에만 계시다가 이듬해 봄에 돌아가셨다. 나는 공부한답시고, 학기 중에는 경주 작은아버지 댁에서 지냈다. 방학 때가 되면 집에 왔다. 집에 오면 방에만 계셔서 답답하신 할아버지가 나에게 말을 건네셨는데, 나는 참 못나게 퉁명하게 대꾸했다. 건강하실 때 손자라고 귀여워해 주시고, 사주팔자가 좋아 잘 살거라고도 하시고, 귓불에 쌀도 놓을 수 있어서 잘산다고도 하셨다. 초등학교 운동회도 참석해 주셨는데 지금 생각하니 회한이 크다.

현대인들은 언제나 바쁘게 살아간다. 과도한 스케줄로 스트레스가 쌓이고 식습관도 건강치 못하다. 불규칙한 식습관을 갖게 되고 손쉽게 먹을 수 있는 패스트푸드를 섭취하게 된다. 술과 담배도 하게 되고 과도한 카페인에도 노출된다. 또 바쁘다는 핑계로 운동은 하지 않는다. 이러한 결과로 혈관 건강이 좋지 못하게 된다. 혈액의 질이 떨어지고 혈관의 탄력성도 저하된다. 사람은 몸에 혈액이 공급되지 못하면 생존할 수 없다. 혈관의 길이는 지구 두 바퀴 반인 100,000km나 된다.

혈관의 종류는 심장에서 혈액이 나가는 혈관인 동맥, 심장으로 들어오는 혈관인 정맥, 그리고 동맥과 정맥을 연결하는 모세혈관이 있다. 혈관이 온몸 구석구석에 원활하게 피를 잘 공급해야 건강할 수 있다. 그런데 혈관에 노폐물이 쌓이거나 막혀 제 기능을 못하면 여러 합병증이 생긴다. 증상 없이 합병증이 생길 수도 있다. 혈액 안에 있던 지방 성분이 혈관 벽에 쌓여 혈관이 막히게 되면 고혈압, 당뇨병, 고지혈증, 동백경화증 등과 심근경색, 협심증, 심부전증, 뇌졸중 발생의 위험성이 높다.

나는 42세 때인 2009년 5월 7일에 회사에서 건강검진을 했었는데, 중성지방이 505(정상 기준은 200 미만이다)가 나와서 고지혈증 진단을 받았다. 나는 당시 저녁 식사 이후에는 주스나 음료수 조금 마시는 게 전부였다. 그런데 나의 습관이 바뀐 게 딱 하나 있었다. 그것은 저녁 식사 후 9시쯤에 떠먹는 요플레 종류를 거의 2개월 정도 매일 먹은 것이다. 일반 마트에서 파는 요플레 종류였다.

고지혈증 진단을 받은 후, 요플레류를 더 이상 먹지 않고 고지혈증 약을 3개월 정도 복용했다. 이후, 11월 2일에는 중성지방이 283 나왔으나 의사가 더 이상 치료할 필요가 없다고 했다. 이듬해 2010년 4월 1일에는 중성지방이 197이 나와 수치적으로도 완전 정상화되었다. 이후 지금껏 고지혈증은 재발하지 않고 있다. 잘못된 나의 습관을 바꿈으로써 건강을 되찾을 수 있었다.

우리 몸의 혈관은 발끝에서부터 머리끝까지 어디에나 뻗어 있다. 요즘은 생활 습관과 식습관이 서구식으로 과하게 바뀌면서 젊은이들도 고혈압을 앓는 경우가 많다. 30대 이상 성인의 30%가 고혈압을 앓고 있다.

최근에 30~40대에서 고혈압 환자가 늘고 있는 추세다. 심지어 고혈압 환자 3명 중 1명은 본인이 고혈압 환자인지조차 모른다. 정상적인 혈압의 기준은 수축기 혈압 120mmHg, 이완기 혈압 80mmHg이다. 고혈압은 기준 혈압보다 지속적으로 높은 상태이다. 수축기 혈압 140mmHg 이상, 이완기 혈압 90mmHg 이상일 때 고혈압이다. 고혈압이 되어도 진행되는 초기에는 아무런 증상이 없을 수 있다.

하지만 고혈압이 만성화되면 심근경색, 뇌졸중이나 동맥경화 등 위험한 심혈관질환으로 발전될 수 있다. 젊을 때는 젊음만 믿고 잦은 외식과 야식을 하고 채소나 과일보다는 달고 짠 음식, 기름진 음식을 많이 먹는다. 또 바쁘다는 핑계로 운동도 하지 않아 비만이 생긴다. 비만이 되면 고혈압이 생길 가능성이 높다. 요즘은 살기 좋은 시절이어서 어디를 가나 혈압측정기가 있으므로, 관심을 갖고 혈압수치를 관리하는 것도 건강을 위해서 반드시 필요하다.

고혈압을 포함한 혈관관리를 위해서는 다음과 같이 실천하면 된다.
1. 유산소운동과 근력운동을 하여 혈액순환을 촉진시켜 혈관에서 혈액이 잘 흐르도록 한다. 하루 30분 이상 지속적인 운동이 필요하다. 적어도 일주일에 3일은 근력운동을 해줘야 한다.
2. 건강한 음식을 섭취한다. 채소, 과일을 많이 섭취하고 상대적으로 육류

를 소량 섭취하면 된다. 견과류, 양파, 마늘 그리고 수분 섭취도 중요하다. 나트륨과 포화지방이 많이 든 음식은 피한다. 라면도 먹을 수는 있으나 아주 가끔 먹어야 건강을 유지할 수 있는 것이다.

3. 금연한다. 그리고 술도 절제한다.

42세 때인 2009년에 나는 편두통을 심하게 겪은 적이 있다. 그 당시에 역기나 덤벨로 근력운동을 해 왔으나 유산소운동은 하지 않았다. 회사 일만 하고 야외활동은 별로 하지 않고 아파트에서만 생활했었다. 나이가 들어가니 젊을 때의 생활 습관이 문제가 되기 시작한 것이다. 편두통 때문에 병원에 가면, 의사 선생이 간단히 진단하고는 정맥주사 수액 처방을 해주었다. 1시간 동안 수액을 주사 받았다. 그러면 3~4일 정도 괜찮다가 또 편두통이 생겼다. 다시 병원 가서 수액을 처방받았다. 수액 주사 받기를 3번 정도 한 후 운동을 하기로 결심을 했다.

왜냐하면 의사가 분명히 운동을 하라고 얘기를 했기 때문이다. 병원에 계속 다니는 게 지속가능한 인생 같지도 않았다. 나는 중학생 이후로 계속 자전거를 탔었는데, 자전거를 타는 것이 유산소운동으로 나에게 적당할 것 같다는 판단을 했다. 자전거 타기도 곰곰이 생각해서 결정했다. 자전거 타기는 지속 가능하고 내가 잘할 수 있고, 운동 효과도 있고 나름 재미도 있을 것 같다고 생각했다. 인터넷으로 로드 사이클 1대를 구매해서 주말인 토요일, 일요일 양일간 야외에서 타기 시작했다.

자전거를 탄 이후로 두통이 생기지 않았다. 물론 다른 원인으로는 두통이 오는 경우도 있으나, 기존과 같이 몸 관리가 되지 않아 지속적으로 두통이 오지는 않는다.

주말에는 자전거를 약 2시간 타고, 평일에는 회사 생활 때문에 저녁에 실내 자전거를 25분 정도 탄다. 실내 자전거 강도는 가장 쉬운 레벨 1에서 최고 힘든 레벨인 8이 있는데, 나는 6에 놓고 탄다. 실내 자전거를 타면서 주로 9시 뉴스를 본다. 주말에는 2시간 정도 자전거 타면, 1시간 정도는 목적지로 가서 자전거에서 내려 쉬었다가 집으로 되돌아 복귀한다. 쉬면서 자판기의 커피를 주로 마신다. 커피를 마신 후에는 집에서 가져간 옥수수차 음료로 입을 반드시 헹군다. 그래서 입이 항상 개운하다.

여름, 겨울 사시사철 모두 자전거를 탄다. 자전거 복장은 집에 있는 옷으로 입는다. 자전거 복장을 가만히 보면 생식기 부위가 툭 튀어져 나와 민망한 모습이 연출된다. 겨울에는 일반 옷으로는 추위가 감당이 안 되어 방한 등산복을 입고 탄다. 신발도 방한화를 신는다.

현대인은 잘못된 생활 습관으로 혈관을 망가지게 하고 있다. 바쁜 스케줄로 인한 불규칙한 식사와 건강치 못한 음식 섭취도 나쁘지만, 내가 특히 유심히 생각하는 것은 아파트 거주 공간이다. 아파트라는 공간에 자발적으로 갇혀서 스스로 몸을 움직이지 않으면 만병이 생길 수 있다고 본다. 특히 아파트에서 취미로 TV만 보는 경우가 건강에서 멀어지게 한다. 물론 아파트에서의 삶도 좋고 취미로 혹은 유익한 내용의 TV를 보는 것도 좋다. 그러나 지혜와 깨달음을 가진 사람이라면 자신의 행동을 점검하면서 살아야 한다.

유산소운동과 근력운동을 생활화하고 건강한 먹거리를 섭취하여 나이 들어도 혈관 건강이 지속 가능하도록 해야 하겠다.

<중년 건강을 위한 최소한의 실천 노트>

사람은 누구나 나이를 먹으면서 없던 증상이 하나둘 생길 수 있다. 그런데, 그 신호를 대수로이 흘려보낼 수도 있으나 절대로 그렇게 하면 안 된다. 특히 혈관과 관련해서는 평소에 혈압 측정으로 관리했더라도 두통이나 심장 등에 압박이 오면 반드시 전문의의 진단을 받아야 한다. 진단을 받았으면 해결을 위한 행동에 나서야 한다. 해결안으로 대표적인 게 유산소운동이고 식습관과 생활 습관도 점검하여 건강을 챙길 수 있는 기회로 삼아야 한다.

☞ **유산소운동을 하여 심폐기능 향상과 심뇌혈관을 건강하게 한다.**

비만은 몸이 보내는
위험 신호이다

2장

‖ 01 ‖
비만은 성인병의 시작이다

공공장소에서 잠시만 눈을 들어 사람들의 체형을 둘러보면 최근에 비만한 사람들이 많이 증가한 것을 알 수 있다. 가끔 '저렇게 살이 쪄도 정상적인 생활이 가능할까?' 할 정도로 비만한 사람들도 요즘은 쉽게 찾아볼 수 있다. 질병관리청에서 실시한 「국민건강영양조사」에 따르면, 한국인의 비만율은 37.1%이다. 2011년에는 30.9%였는데 10년 만에 6.2%나 비만율이 늘어났다. 남자 비만율은 46.3%, 여자 비만율은 26.9%이다. 대략 남자는 2명 중 1명꼴로 비만이다. 잘먹고 잘살게 된 게 축복인가 의심이 들 정도로 남자의 비만율은 심각하다. 여기서 비만율은 체질량지수(BMI)가 25 이상인 응답자 수의 비율을 말한다.

체질량지수(BMI)는 Body Mass Index로, 자신의 몸무게(kg)를 키(m^2)로 나눈 값이다. 구하는 식은 kg/m^2이다. 단, 키는 제곱으로 곱하여 대입한다. 세계의 비만 인구의 추세도 우리나라와 별반 다르지 않다. 이를 증명하듯이 2035년쯤에는 세계 인구의 절반 이상이 과체중이나 비만이 될 것이라는 전망이 나왔다고 로이터통신과 미국 정치전문 매체인 〈더힐〉(The Hill)이 2023년 3월 3일 보도했다. 분석결과 BMI가 25 이상인 비만 인구는 2035년 40억 500만 명으로 세계 인구의 51%가 되고, BMI 30 이상인 고도 비만 인구는 19억 1천400만 명으로 세계 인구의 24%로 증가할 것으로 내다봤다. (참조: "세계 과체중·비만 인구, 2035년쯤 전체 절반 넘어설 것", 〈YTN〉, 2023.03.03.)

내 아버지는 그 옛날 초등학교만 졸업하고 가정을 꾸리셨다. 철도 9급 공무원을 하시면서 박봉에 2남 1녀를 모두 대학교까지 졸업시키셨다. 평범하게 공무원을 정년퇴직하신 후, 집에서 소일거리 하시듯이 일하셨다. 병원을 출퇴근처럼 다녔으나 운동을 너무 하지 않으셨고 움직임 자체를 하지 않으셨다. 그래서 샤워도 어머니가 해줘야 할 정도였다. 키는 179cm이었는데 체중은 아마도 노년에는 100kg은 족히 넘었을 것이다.

BMI를 구해보면 31.25이다. 고도 비만이신 것이다. 2009년 봄에 몸에 이상이 있으셔서 병원을 찾으셨다가 림프암 진단을 받으셨다. 경주에 사셨는데 울산 울산대병원에 가셔서 방사선 치료를 한번 받으시고 힘들어서 그냥 퇴원하셨다. 그 뒤 경주 집에서 병원을 내원하시다가, 그해 추석 19일 전에 돌아가셨다. 73세 나이로 일찍 돌아가신 원인은 몸을 아낀다고 운동을 전혀 안 하셨기 때문이다. 또한 병을 진단받으면 내가 생활을 잘못하고 있구나 하면서 생활 습관을 바꿔야 하는데 그러지도 않으셨다.

비만은 내 몸에 필요한 에너지보다 음식을 과다 섭취하거나, 섭취된 음식보다 에너지를 적게 소비하여 생긴다. 내 몸에 에너지 영양소가 쌓이는 불균형 상태가 비만이다. 근래 들어, 고지방 고칼로리 식품 섭취가 많아지고 운동량은 줄어들면서 비만이 늘고 있다. 살이 찌면 보통 배 부위에 살이 많이 몰려 복부비만이 생긴다. 중년 이후 나온 뱃살을 나잇살이라고 한다. 복부비만이 걱정되는 이유는 대부분이 내장지방이기 때문이다.

복부에 지방이 축적되면 피하지방과 내장지방으로 나뉜다. 피하지방은 피부 아래에 지방이 있는 것으로 내장에는 상대적으로 지방이 적다. 그러나 내장지방은 복벽 안쪽 내장에 지방이 쌓이는 것으로 피하지방보다 심각하다. 내장지방이 많아질수록 고혈압, 고지혈증, 당뇨병 및 암 등을 유발시킨다. 복부비만인지 확인하는 방법은 먼저 허리둘레를 잰다. 남자는 허리둘레가 90cm(35.4인치), 여자는 85cm(33.5인치) 이상이면 복부비만이다. 허리둘레는 숨을 마시고 뱉은 후 배꼽을 기준으로 재면 된다.

허리둘레를 재어 비만이 판정되면 CT(컴퓨터 단층촬영)를 촬영한다. CT를 통해 피하지방인지 내장지방인지 확인한다. 왜냐하면 허리둘레로는 피하지방과 내장지방을 구분하지 못하기 때문이다. CT를 찍어서 피하지방량과 내장지방량을 측정한다. 내장지방 면적이 100㎠ 이상이면 복부 내장비만이다. 내장비만이 심해지면 고혈압과 고지혈증 발병위험은 2배, 당뇨 발병률은 2.1배 증가한다. 노년층은 정상 체중이라 하더라도 복부비만이 있으면 치매 발생 위험이 커진다.

성인병은 대부분이 성인이 된 이후에 발생하는 만성적인 질병으로 당뇨병, 고혈압, 고지혈증, 비만 등이 있다. 당뇨병은 혈당 조절 기능이 약해져서 인슐린을 충분히 분비하지 못하거나, 인슐린 작용이 제대로 이루어지시 않아서 발생하는 질병이다. 대부분의 당뇨병은 유전적인 원인과 식습관 등의 환경적인 요인이 복합적으로 작용하여 발생하기 때문에, 당뇨병 예방과 관리를 위해서는 균형 잡힌 식습관과 적절한 운동, 체중 관리, 흡연과 음주를 피하는 등의 생활 습관 개선이 필요하다.

고혈압은 혈관 내부에 압력이 지속적으로 높아져서 발생하는 질병으로 혈액순환에 문제를 일으킬 수 있다. 고혈압은 유전적인 원인과 식습관 등의 환경적 요인이 복합적으로 작용하여 발생하기에, 고혈압 예방과 관리를 위해서는 체중 관리, 규칙적인 운동, 금연, 적절한 알코올 섭취 등의 생활 습관 개선이 필요하다. 또한, 고혈압이 발견되면 적절한 치료를 받아야 한다.

고지혈증은 혈액 속에 나쁜 콜레스테롤이 많아져서 발생하는 질병이다. 고지혈증은 유전적인 요인과 식습관 등의 환경적인 요인이 복합적으로 작용하여 발생하며, 고지혈증 예방과 관리를 위해서는 건강한 식습관, 적절한 운동, 체중 조절 등의 생활 습관 개선이 필요하다. 비만은 과다한 체지방으로 인해 발생하는 질병으로, 운동 부족, 과다한 칼로리 섭취 및 유전적 요인 등이 원인이 된다.

비만은 당뇨병, 고혈압, 고지혈증 등의 성인병 발생 위험을 높일 뿐만 아니라, 심혈관질환, 관절 질환 등과도 관련되어 있다. 비만 예방과 관리를 위해서는 균형 잡힌 식습관과 적절한 운동, 체중 관리 등의 생활 습관 개선이 필요하며, 비만이 심각한 경우 수술 등의 치료도 필요할 수 있다.

비만 자체를 병으로 봐야 한다. 균형 잡힌 몸에서는 발생하지 않는 각종 질병들이 비만이 되면서 질병이 일상화되기 때문이다. 비만한 사람이 고혈압과 당뇨병에 걸릴 확률은 정상 체중의 사람에 비해 약 3배, 고지혈증 발병률은 2배 이상 높다. 비만한 상태에서 체중을 10%만 줄여도 사망률은 20% 떨어지고 당뇨 관련 사망률은 30% 감소하고 암과 관련된 사망률은 40%까지 떨어진다. 어릴 때부터 과도하게 살이 찌는 소아비만 또한 위험하다. 왜냐하면 어릴 때 소아비만이 되면 나중에 청소년기와 성인이 된 이후에도 비만이 그대로 이어지기 때문이다. 그래서 비만에 따른 온갖 성인병을 고스란히 물려받는다.

\<중년 건강을 위한 최소한의 실천 노트\>

인간을 포함한 모든 동물에게 비만은 자연스럽지 않은 비정상적인 상태이고 병이다. 비만은 성인병을 가속 페달을 밟아 초대하는 격이다. 비만을 병으로 보면 해결책 또한 반드시 있다. 나는 나이가 들면서 배가 나오는 것을, 처음에 윗몸일으키기만으로 해결하였고 나중에는 AB 슬라이드 운동까지 추가하여서 해결하였다. 비만은 유산소운동과 무산소운동, 건강한 식습관으로 충분히 해결할 수 있다. 다만, 어떤 운동과 어떤 식습관을 선택할지는 스스로의 몫이다.

☞ **비만을 질병으로 인지하고 치료하려는 자세가 필요하다.**

‖ 02 ‖

나는 도대체 왜 뚱뚱할까?

사회생활을 하다 보면 다이어트를 하는 사람을 많이 본다. 나는 그렇지 않지만 그 사람들은 입만 열면 다이어트를 한다고 얘기한다. 그런데 그들이 하는 행동을 보면 말뿐인 경우가 대부분이다. 아침을 굶어서 다이어트 하고 있다고 하면서 간식을 즐긴다. 과자, 초콜릿, 사탕을 먹는다. 제대로 스스로가 진단하고 행동하고 있는가는 돌아볼 필요가 있다. 정말로 비만에서 벗어나려면 왜 비만이 생기는지 자각이 먼저다. '비만이 왜 생기지'라는 문제 파악이 되어야만 그것에 맞춘 똑바른 대책을 세울 수 있는 것이다.

그러지 않는다면 원인도 모르고 제대로 된 대책도 없이, 의미 없는 행동을 반복하면서 비만과 싸울 수도 있는 것이다. 그렇다면 수십 년 동안 비만을 없앤다고 다이어트를 해 봐야 모두 헛수고다. 솔직히 비만이어도 살아가는 데는 지장은 없다. 나이가 들면 비만이 오히려 도움이 된다는 의

견도 있다. 노인들은 근육량이 중요한데 체중이 빠지면서 근육량이 줄어들면 삶의 질이 떨어진다. 또 사망이나 심뇌혈관질환의 위험이 증가한다.

살이 찌는 이유를, 단순하게 내가 먹는 양과 내가 배출하는 양으로 생각해 보면 된다. 물론 비만의 원인은 복합하게 얽혀 있으나, 여기서는 에너지 섭취량과 에너지 소비량 관점에서만 살펴보자는 것이다. 내 몸에 지방이 쌓이는 중요한 원인은 칼로리 섭취와 칼로리 소비의 불균형이다. 섭취되는 칼로리가 소비되는 칼로리보다 많으면, 초과된 칼로리, 즉 에너지는 몸에 지방으로 쌓여 체중 증가를 초래하게 된다.

섭취해야 할 적당한 칼로리를 권장 칼로리라고 한다. 일반적으로 성인의 권장 칼로리는 남성이 2,700kcal, 여성이 2,000kcal이다. 이는 아주 단순한 표준 기준이다. 개인별 필요한 칼로리는 체중, 키, 운동량 등에 따라 달리해야 한다. 활동량이 적으면 섭취 칼로리가 적어야 한다. 음식을 적게 먹어야 한다는 것이다. 자신에게 맞는 칼로리는 표준체중에 활동지수를 곱하여 구할 수 있다. 표준체중은 (자신의 키 - 100)에 0.9를 곱하여 구할 수 있다. 활동지수는 거의 움직이지 않으면 25, 규칙적인 생활을 하면 30~35, 활동량이 매우 많으면 40을 적용하면 된다.

체중 80kg, 키 174cm이고 규칙적인 생활을 하는 남성의 예를 들어 보

자. 먼저 표준체중은 (174kg-100) × 0.9를 하면 67kg이다. 표준체중보다 몸무게가 많으면 과체중이고 적게 나가면 저체중이다. 본 사례자는 13kg 과체중이다. 규칙적인 생활을 하므로 활동지수는 30을 적용한다. 하루 권장 칼로리는 표준체중 67kg × 활동지수 30을 하면 2,010kcal가 나온다. 이 남성에게는 약 2,000kcal가 적당한 하루 권장 칼로리이다. 하루 권장 칼로리에 맞추어 생활 습관을 개선해서 올바른 식습관을 유지해야 한다. 그리고 꾸준히 운동을 하여야 각종 성인병을 예방할 수 있다.

누구나 농촌 생활을 하면 몸을 계속 움직여야 하는 상황이 온다. 나도 과거 경주시 농촌 마을에서 태어나 자랐다. 촌에 살면서도 부모님은 나에게 농사일을 전혀 시키지 않으셨다. 나만 그런 게 아니라, 자식 셋 모두에게 농사일을 시키지 않으셨다. 그러나 부모님은 나이가 들어도 농사일을 조금씩 지속적으로 하셨다. 자식들은 본인들과 다르게 농사짓지 않고 살기를 바라신 것이다. 그러다가 부모님이 63세 되는 해에 경주 시내 아파트로 이사를 나오셨다.

일반적으로 아파트 생활을 하는 사람들은 집에 들어가면 스스로 잘 움직이지 않는다. 나름 움직여 운동을 한다고 해도 자기 해석뿐인 경우가 많다. 내 몸에 유효한 효과 없이 운동하고 있다고 자기 위안을 삼는 것이다. 아버지도 농촌에 계실 때는 젊을 때보다 체형이 늘었지만 보통의 체격을 유지하고 계셨다. 그러나 시내 아파트로 이사 오신 후에는 급격히 살이 찌셨다. 아버지는 키가 179cm 되고 골격도 굵으셨다. 농촌에 계실 때는 체중이 75kg 정도였는데 시내 아파트로 오신 후에는 아마 100kg을 넘었을 것이다. 아버지는 비만과 여러 복합 요인으로 시내로 이사 나오신 지 10년 만에 암으로 돌아가셨다.

생각이 바뀌면 행동이 바뀌고, 행동이 바뀌면 습관이 바뀌고, 습관이 바뀌면 운명이 바뀐다는 말이 있다. 사람들은 삶의 습관에 따라 비만이 생긴다. 맛이 있다고 허리띠를 풀어놓고 과식하거나 고칼로리의 음식을 과다 섭취하면 비만을 유발한다. 인스턴트 식품, 패스트푸드, 탄산음료 등 고지방 및 고당분 음식을 지속적으로 섭취하면 체중이 증가할 위험이 커진다. 하루 세끼 사이에 높은 칼로리의 간식을 자주 먹으면 칼로리 섭취량이 증가하여 살이 찔 가능성이 높다. 시간적으로 불규칙하게 식사하면 신체의 에너지 대사가 불균형해져 체중 증가 위험이 있다.

회사 생활 동안 사무실에서 장시간 앉아서 근무하거나 컴퓨터 작업하면, 칼로리 소모량이 줄어들어 체중이 증가할 가능성이 크다. 퇴근 후에도 집에서 TV를 시청하거나 스마트폰을 보는 등 정적인 활동만 하면 살이 찌게 된다. 특히 저녁 식사 한참 후에 먹는 야식은 비만의 주요 원인이다. 밤에는 신체활동량이 낮보다 많이 떨어져 칼로리 소모량도 저하되므로 체지방이 쉽게 축적된다. 대체로 야식 음식은 고칼로리이므로 더욱 체지방이 많이 축적된다. 그리고 야식 후에 바로 잠들게 되면 비만해질 수밖에 없다. 왜냐하면, 칼로리 소모가 잘 안 되어 비만에 가속 페달을 밟는 것과 마찬가지이기 때문이다.

올해 초부터 오른쪽 발뒤꿈치의 아킬레스건에 조금씩 통증이 있었다. 그런데 6월 초에 아침에 자고 일어나는데 몸을 움직이는 데 방해가 될 정도로 아킬레스건에 통증이 왔다. 내가 아킬레스에 부담을 주는 운동이나 행동을 한 적은 없었다. 이를 개선키 위해, 벤치나 의자에 앉을 때나 한가히 일어서 있을 때 아킬레스건 운동을 시도해 봤다. 한쪽 발씩 운동을 했다. 오른발 운동하고 왼발 운동하는 식으로 했다.

발의 발가락 부위를 아래쪽으로 향하게 하여 아래로 쭉 편다. 그러면 아킬레스건이 수축된다. 다음에는 발가락 부위를 위로 당겨 올린다. 그러면 아킬레스건이 팽팽하게 당겨져 아킬레스건에 힘이 가해진다. 이렇게 하루에 한두 번씩 운동했다. 횟수는 한번 하면 한발에 10~20회씩 했다. 그 후에는 아킬레스건 통증이 완전히 사라졌다. 아마도 내 몸이 아킬레스건에도 관심을 가져주라고 보낸 신호 같다.

비만은 유전적 요인과 환경적 요인으로 구분해 볼 수 있다. 외국에서 일란성 쌍둥이 658쌍을 25년간 추적 관찰해 보니 놀라운 결과가 나왔다. 일란성 쌍둥이는 유전자가 100% 동일하다는 말이다. 18쌍만 체중이 불일치하고 그 외의 모든 쌍둥이들은 체중이 비슷했다. 수십 년 동안 다른 환경에 노출되어 살아왔음에도 유전적 요인에 의해 체중이 비슷하다는 것이다. 이는 유전적 요인이 비만에 영향을 준다는 결과이다.(참조: "체질 따라 찌고 안 찐다?…몸무게 다른 쌍둥이의 비밀", <SBS스페셜>, 2018.01.15.)

그러나 요즘 흔히 볼 수 있는 반려견을 데리고 산책하는 주인과 개의 체형을 보면 환경적 요인도 중요하다. 주인이 뚱뚱하면 개 또한 100% 뚱뚱하다. 같이 사는 가족들도 비슷한 체형으로 살아간다. 가족도 다른 환경에서 살게 되면 그에 따라 비만의 상황도 다르게 전개된다. 유전적 요인도 중요하나 환경적으로 본인이 제대로 된 노력을 하는 게 중요하다고 본다.

사람들이 살찌는 이유는 습관 때문이라고 본다. 비록 유전적 요인도 있다고 하나 건강을 위해서는 환경적 노출 즉, 스스로의 노력이 더 중요하다. 일란성 쌍둥이가 유전적 요인으로 인해 서로 비만이 아니더라도 건강적 관점에서 보면 100% 환경에 의해 건강이 결정된다. 비만이 되지 않기 위해서는 하루 권장 칼로리만큼은 활동을 해야 한다. 단순히 활동만 하는 게 아니라 건강을 위한 행동을 해야 한다. 유산소운동과 근력운동을 병행해야 한다.

　하루 세 끼니 외에는 음식물 섭취를 자제해야 한다. 그리고 끼니는 필요량만큼 제대로 섭취해야 끼니 외 시간에 음식에 대한 탐욕이 없어진다. 특히 늦은 밤에 고칼로리성 야식을 먹는 것은 비만을 불러 들여오는 행동이다. 밤에는 활동량이 많이 떨어지고 야식 후 얼마 지나지 않아 잠을 자기 때문에 야식은 특별한 일이 아니면 자제해야 한다.

<중년 건강을 위한 최소한의 실천 노트>

유전적 요인을 제외하면, 살이 찌는 이유는 환경적 요인인 식습관과 운동습관 때문이다. 먹는 양보다 배출하는 양이 적으면 살이 찐다. 배출하는 양은 운동 습관 등 생활 습관에 의해 결정된다. 먹는 양은 기본만 지키면 된다고 본다. 기본은 자신에게 필요한 양의 칼로리를 아침, 점심, 저녁 세 끼니때 제대로 섭취하면 된다. 하루 세 번의 끼니때 외에는 특별한 상황이 아니면 공복을 유지하는 것이 당연시되어야 한다. 간식과 야식은 원래 불필요한 끼니이다.

☞ **식사량과 생활 및 운동을 통한 배출량의 균형을 통해 건강한 몸매를 만들자.**

‖ 03 ‖
매일 1시간만 걸어도 살은 빠진다

　우리나라는 높은 인구밀도와 좋은 경제력 덕에 세계적으로 대중교통이 상당히 잘 발달한 나라 중 하나로 손꼽는다. 수도권이나 광역시는 더 말할 필요도 없고, 경상도나 강원도를 비롯한 지방의 오지라도 하루에 최소 한 번 이상은 버스가 드나드는 지역이 대다수이다. 대중교통망이 잘 구축되어 있어서 생활하기에 불편함이 별로 없다. 대중교통을 이용하려면, 정류장에서 목적지로 혹은 정류장에서 정류장으로 이동을 해야 한다. 배차 간격이 드물어서 이동해야 하는 경우도 생긴다.

　이동 시에는 걸어야 하는 경우가 많다. 웬만하면 걷는 게 가장 확실한 이동 수단이다. 택시나 버스를 타려면 시간이 맞지 않으면 기다려야 하고 노선도 맞아야 한다. 어떤 제약도 없이 확실하게 이동할 수 있는 게 걷기이다. 이렇게 사회생활을 하다 보면 걸어야 하는 상황이 반드시 생긴다. 이러한 자투리 상황을 유의미하게 건강을 위해서 활용하면 좋다.

사회 생활하는 틈틈이 걸음걸이를 제대로 하여 실천하면 특별히 시간을 낼 필요 없이 건강을 챙길 수 있다.

걷기는 사람이라면 당연히 해야 하는 기본 행위이다. 근데 근래에 와서 사람들이 워낙 걷기마저도 하지 않으니 걷기도 운동이라고 걷기 운동이라는 이름을 붙였다. 유산소운동으로 생활 속에서 지속적으로 실천 가능한 것은 조깅, 수영, 사이클링, 걷기 운동 등이 있다. 체력이 약하거나 고령자라도 자신의 몸에 맞게 무리 없이 시작할 수 있는 걷기 운동은 무릎이나 허리 발목 등에도 부담이 거의 없다. 하지만 열량 소모가 낮아 시간 대비 운동의 효과는 그다지 크지 않은 단점이 있다. 그래도 걷기 운동이 유산소운동의 대표운동으로 여겨지는 진짜 이유는 다른 생각이나 음악 감상 등 몇 가지 활동을 곁들일 수 있기 때문이다.

걷기 운동을 하면 근육에 에너지원과 산소를 보내기 위해 심장의 활동이 활발해진다. 그리고 공기 중의 산소를 많이 흡입하기 위해 폐의 활동이 강화된다. 심장은 흡입한 산소를 혈액과 함께 전신에 보내고, 이 덕에 모세혈관이 발달하여 혈액의 흐름이 좋아진다.

빠른 걷기 운동을 하면, 근육 내의 당분과 혈액 중의 포도당이 소비된 후 지방이 연소되어 비만이 해소된다. 당분과 포도당이 소비되려면

20~30분이 소요된다. 비만을 해결하려면 장시간 중강도 걷기 운동(빠른 걸음)이 효율적이다. 콜레스테롤은 동맥경화를 일으키는 주범으로 여겨지지만, 사실 콜레스테롤에는 두 가지 종류가 있다. 동맥경화를 억제하는 좋은 HDL콜레스테롤과 동맥경화를 촉진하는 나쁜 LDL콜레스테롤이다. 걷기 운동을 하면 동맥경화에 좋은 HDL콜레스테롤을 증가시킬 수 있다. 동맥경화를 억제하는 좋은 HDL콜레스테롤를 증가시키니 당연히 성인병, 심장병 및 뇌졸중도 예방할 수 있다.

나는 대중교통을 이용하여 출퇴근을 한다. 회사 통근 버스를 탈 수도 있으나 이동의 자유를 가질 수 있는 시내버스를 이용한다. 집인 아파트에서 버스 타기 위해 정류장까지 걷고, 버스에서 내려 회사까지 걸어간다. 회사에서는 점심시간에 식당까지 왕래하고, 근무시간에는 오전과 오후에 짬을 내어 25분 정도씩 걷는다. 물론, 회사의 규정상 휴게 시간 내에서 활용하여 걷는다.

퇴근 시에는 역순으로 반복한다. 단, 퇴근 시에는 정해진 시간의 버스 노선이 없기 때문에 버스를 환승해야 할 경우가 있다. 정류장에서 환승해야 할 버스가 오는 시간이 10분 이상 제법 많이 남아 있으면, 다음 정류장까지 혹은 그다음 정류장까지 걸어가서 탄다.

사람은 원래 움직이도록 설계되어 태어났다고 믿기 때문에 걷는 것을 아주 당연하게 여긴다. 이렇게 평소에 걸으면 하루에 8,500~10,000보 정도 걷는다. 거리로는 5.9km에서 7km 정도 걷고, 시간은 1시간 15분에서 1시간 31분 정도 소요된다. 칼로리 소모량은 294kcal에서 356kcal 정도 된다. 속도는 평균 4.6~4.7km/h 정도 된다. 본 데이터(data)는, 휴대폰용 어플을 내 휴대폰에 다운로드하여 직접 체험한 것이다.

걷기 운동이 좋은 유산소운동이라고 해서 모든 걷기 운동이 효율적인 것은 아니다. 걷기 운동의 효과를 제대로 보려면 중강도로 걸어야 한다. 보폭 또한 평소보다 10cm 넓게 하여 빠르게 걸어야 한다. 보폭은 앞발의 뒤꿈치에서 뒷발의 뒤꿈치까지의 거리이다. 일반적인 보폭은 본인 키의 37~45% 정도이다. 예를 들어 키가 175cm이면 64.75~78.75cm가 된다. 일반적인 보폭에서 10cm를 더 넓혀 걸으면 된다. 보폭을 10cm 더 넓혀 걸으면 걷기 운동에서 최대의 효과를 볼 수 있다. 보폭을 더 좁게 하여 잰걸음으로 걷거나, 더 넓혀서 20cm로 운동하면 효과가 떨어지고 낙상 위험도 커진다.

걸을 땐 허리는 꼿꼿하게 세우고 턱은 당기고 시선은 10~15m 앞을 본다. 또는 정면이나 15도 정도 위를 보면서 걷는다. 팔은 90도 각도로 하여 앞뒤로 힘차게 흔들며 걷는다. 발의 착지는 발뒤꿈치 → 발바닥 → 엄지발가락 순으로 땅을 박차고 걸어나간다. 발바닥의 각도는 걷는 방향을 일자로 볼 때, 앞쪽 발바닥을 바깥으로 조금 벌려 7.7도 각도를 유지하는 것이 효과적이다. 각도를 더 키우면 걷기 효과도 떨어지고 걷는 속도도 늦어진다. 즉 발을 양반걸음같이 팔자로 발 앞쪽을 바깥으로 쩍 벌려 걸으면 안 된다는 것이다.

걷기 운동은 일주일에 5일 동안 30분에서 1시간 사이로 시간을 정하고 약 4~5km 거리를 빠른 걸음으로 걷는 것이 권장된다. 걷기 운동을 한꺼번에 너무 많이 하면 발에 염증이 생길 수 있다. 대표적인 게 족저근막염과 힘줄염이 있다. 요즘 현대인에게 필수품인 휴대폰을 보면서 걸어도 안 된다. 휴대폰을 보면서 걸으면, 땅바닥을 보게 되고 상체가 앞으로 수그러져 운동 효과도 떨어진다. 살을 빼기 위해 걷는 것이라면 산책하는 속도로 걸어서는 안 된다. 다이어트 효과가 있으려면 숨이 차고 시간이 지나면 지칠 정도로 빠르게 걸어야 한다.

경주시 농촌 마을에서 태어난 나는 초등학교 6년 동안 걸어서 학교를 다녔다. 그 시기가 1974년부터 1979년까지이다. 학교까지의 거리가 4km 즉, 10리 정도 되었다. 그때는 아마도 천천히 걸으면 1시간 넘게 걸렸었던 것 같다. 뛰어다니면 30분 좀 더 걸렸던 것 같다. 한여름에 학교에서 집으로 뛰어와 온몸이 땀으로 흠뻑 젖으면, 어머니가 시원한 물로

등목을 해주시던 게 참으로 기분 좋은 추억이다. 시내버스가 다니기는 했었지만 아이들은 그냥 걷는 게 당연시되던 시절이었다.

어쩌다 버스를 학교 근처에서 만나면, 버스 안에서 어머니가 버스에 타라고 하셔서 편하게 집까지 왔었던 기억도 있다. 초등학생이 버스 탈 돈도 없이 학교에 다닌 것이다. 어릴 때부터 걷기와 뛰어다니는 것을 일상으로 하다 보니, 지금도 여전히 걷거나 뛰는 건 정신적 부담도 없고 몸에도 부담이 없다. 나이 들어가면서 사람들을 보면, 걷거나 뛰는 것에 대해 알레르기처럼 기겁하며 반응하는 것을 심심치 않게 본다. 그런 사람들은 대부분 걸음걸이 속도가 늦어지고 행동이 굼뜨다. 행동에 민첩성이 떨어지면 건강상 적신호로 여겨진다. 어렸을 때 본의 아니게 고생한 게 나이가 들어서는 건강상에 많은 도움이 된 것 같다.

일상생활을 할 때 생기는 시간적 공간적 여유를 걷기 운동에 활용하면 건강에 많은 도움이 된다. 억지로 시간을 내어서 운동할 필요도 없고 어차피 이동할 시간에 걷기 하면 된다. 일과가 끝나거나 주말에는 시간을 내어 유산소운동의 대표주자인 걷기 운동을 제대로 해 보자. 보폭은 평상시보다 10cm 넓게 하고 시선은 10~15mm 전방을 주시하면서 빠른 속도로 걸어보는 것이다. 시선은 전방을 보면서 팔은 90도 각도로 하여 앞뒤로 씩씩하게 흔들면서 걷는다.

살을 빼려면 숨이 차야 하고, 시간이 지나면 지칠 정도로 빠르게 걸어야 한다. 70kg의 성인이 60분을 걸으면 대략 279kcal가 소모된다. 걷기 운동을 꾸준히 하면 다리와 허리 근력 강화에 도움이 된다. 그리고 심폐 기능 향상, 비만도 해소되고, 동맥경화를 억제하는 좋은 HDL콜레스테롤 증가로 성인병, 심장병 및 뇌졸중 예방 효과도 있다.

<중년 건강을 위한 최소한의 실천 노트>

일상적인 생활을 하는 사람이라면, 사회활동을 하면서 틈틈이 생기는 자투리 시간만 활용해도 하루에 1시간은 걸을 수 있다. 걸을 때는 평소보다 보폭을 10cm 더 넓게 하여 숨이 차게 빠른 속도로 걷는다. 사람을 포함한 모든 동물은 움직이도록 설계되어 있다는 것을 인지하고 일상에서 걷는 것을 당연히 여기는 인생관 또한 필요하다. 요즘은 휴대폰에 걷기용 어플을 다운 받아 걷기를 하면서 디지털 데이터로 걷기 효과를 즉시 확인하는 것도 가능하다.

☞ **일상의 자투리 시간에 매일 빠른 걸음으로 1시간만 걸어도 살은 빠진다.**

‖ 04 ‖

독소를 제거하면 날씬해지고 건강해진다

현대를 살아가는 모든 사람들은 여러 독소에 상시 노출되어 있다. 아침에 일어나서부터 머리 감는 샴푸, 세수하는 비누, 양치하는 칫솔, 예쁘게 꾸미는 화장품, 밥상 위의 오염된 음식물 등에 노출된다. 사회생활 할 때는 오염된 대기 환경, 자동차 매연가스 등을 마시게 된다. 집에서는 몰라도 밖으로 외출하면 대기 중에 그대로 방치된다. 그렇다고 방독면을 쓸 수는 없는 노릇이다. 아침에 출근하기 위해 버스 타러 정류장으로 걸어가고, 버스에서 내려 회사까지 걸어갈 동안 대기를 호흡한다. 회사 안에서도 현장을 방문하거나 공장 안을 이동할 때에도 대기오염에 노출된다.

코로나로 인한 특이 상황으로 인해 손 소독제를 사용해야 하는 경우도 많다. 코로나 대응 정부 정책 어디에도 손 소독제를 의무적으로 시행하라고 되어 있지 않다. 그런데 가끔 코로나 대응규정을 잘 모르는 사람이 강요하다시피 손 소독제를 하라고 얘기한다. 나도 그런 경우를 몇 번 당

해봤는데 한마디로 난감하다. 그냥 어쩔 수 없이 무시하고 넘어간다. 코로나 예방을 위한 손 소독제에도 합성화학물질이 엄청 포함되어 있다. 나는 모든 감염병을 예방키 위해, 손 소독제 대신 흐르는 깨끗한 물에 6번 이상 손바닥끼리 혹은 깍지 낀 손끼리 잘 씻는 것을 스스로 습관화하고 있다.

우리 몸에는 외부에서 유입되는 독소도 있고 인체 내부에서 만들어지는 독소도 있다. 수만 가지의 합성화학물질, 오염된 물, 농약, 미세먼지, 중금속 및 패스트푸드 등이 외부에서 들어오는 대표적인 독소이다. 내 몸에서 만들어지는 독소에는 음식물 분해 시에 생성되는 암모니아, 장내 유해균에 의한 독소, 사회생활의 부산물인 스트레스 및 면역 과정에서 생기는 활성산소가 있다. 이러한 독소는 지방과 친화적이다. 일반적인 비만이면 식습관을 조절하거나 운동을 하면 지방으로 배출이 된다. 그러나 독소와 지방이 융합된 상태이면 지방은 체내에서 축적되어 노력해도 배출되지 않는다.

몸에 독소가 쌓일수록 지방이 축적되고 지방은 또 독소를 끌어당겨 악순환을 만든다. 내장지방과 결합한 독소는 사이토카인을 과잉 생산하여 염증을 유발한다. 이 염증은 혈관을 타고 전신으로 퍼져서 몸에 독소를 퍼뜨려 여러 질환을 초래한다. 사소하게는 비만, 당뇨, 고혈압을 유발하고 심하면 뇌경색, 심근경색, 동맥경화, 우울증을 생기게 한다. 독소검사 방법에는 주로 2가지가 있다. 독소가 가장 많이 쌓이는 내장지방을 체크하는 방법과 혈액 검사를 통한 만성 미세 염증 수치를 확인하면 된다.

독소가 쌓이면 나타나는 증상은 몸 안에 쌓인 독소를 제거하기 위해 신체 활동이 초과 근무를 하기 때문에 발생한다. 그래서 독소가 쌓이면 피로가 누적되고 집중력도 떨어지고 계속 졸린 현상도 나타난다. 식이조절과 운동 등을 해도 독소에 의한 호르몬 불균형으로 계속 살이 찔 수 있다. 독소가 많으면 변비가 생길 수 있고, 변비가 생기면 다시 독소가 늘어 여러 합병증을 가져올 수 있다. 피부는 독소가 들어오면 바로 여드름, 발진, 알레르기 반응을 보인다.

독소가 쌓이면 해독 작용을 하는 간을 힘들게 한다. 즉, 간에게 많은 일을 시켜 발열과 홍조가 생길 수 있다. 신경 조직은 민감하기 때문에 혈액에 독소가 많으면 지속적인 두통을 야기할 수 있다. 독소는 지방과 친화적이어서 비만을 초래할 수 있다. 과잉의 독소가 쓸개에 쌓이면 담석이 만들어진다. 담석이 있다면 가공 음식 등 독소가 많은 음식을 끊어야 한다.

운동은 크게 유산소운동과 근력운동으로 구분할 수 있다. 나는 유산소운동은 사이클 자전거 타는 것으로 하고 있고, 근력운동은 아령으로 운동하고 있다. 평일에는 외부에서 자전거를 탈 수 있는 여건이 안 되기 때문에, 저녁에 9시 뉴스를 보면서 실내 자전거를 25분 정도 탄다. 주말이나 휴일에는 비만 오지 않으면 외부 대자연으로 나가 약 2시간 내외로 자전거를 탄다. 오르막이 있으면 자전거 기어를 21단 최대로 한 상태에서 100~200mm 앞에서 탄력을 붙여서 오르기를 즐긴다. 물론, 경사가 70도 정도로 가파르면 위험해서 자전거 기어를 최저 단으로 해서 오른다.

아령 운동은 주 3일 한다. 운동에 걸리는 시간은 새벽에 하면 11분이 소요되고 낮에 하면 9분이 소요된다. 아령 무게는 17kg짜리로 운동한다. 이전에는 23kg, 30kg까지도 해봤다. 아령은 무조건 한 손에 1개씩 잡고 운동한다. 아령 운동 중 가장 힘든 것은, 아령을 잡은 손을 어깨 위로 올린 상태에서 오른손 왼손을 번갈아 위로 팔을 끝까지 펴는 동작이다. 다른 종목으로 운동할 때는 괜찮은데, 위로 팔을 뻗어 올리는 운동 때는 말 그대로 입에서 단내가 난다. 이 종목으로 운동한 가장 큰 무게는 23kg이었다. 요즘은 무게를 17kg으로 많이 내린 상태이므로 운동이 쉽다.

전에는 10회씩 나누어 두 번 했었는데 이제는 가벼워진 만큼 20회를 한꺼번에 운동한다. 내가 생각하는 아령을 포함한 운동기구의 적절한 무게의 기준은 10개를 겨우 할 수 있는 무게이다. 그래야 짧은 시간에 운동 효과를 극대화할 수 있다. 운동 시에는 한 종목을 20회 반복한다. 먼저 아령으로 10회 운동한 후 맨손으로 아령 운동과 똑같은 궤적으로 10회 운동하고, 다시 아령으로 10회 운동한다. 중간에 맨손 운동을 하는 것은 아령 운동으로 인한 몸의 피로를 풀기 위해서이다. 아령 운동 전에는 반드시 맨손으로 몸풀기 준비운동을 한다.

우리의 몸에는 독소가 인체에 쌓이지 않도록 하는 독소 배출 시스템이 있다. 독소는 소변, 대변, 호흡, 땀 등을 통해 배출된다. 코와 입의 점막이 외부 독소가 몸에 못 들어오게 막아준다. 대장은 세균이나 이물질을 대변으로 배출시키고, 간은 독소 물질을 해독해 담즙을 통해 대변으로 배출시킨다. 독소 배출 시스템이 정상 작동하지 않으면 독소가 몸 안에 누적되어 질병의 원인이 된다. 그러므로 질병이 있으면 독소부터 빼야 한다.

독소를 몸 밖으로 빼는 방법은 운동을 열심히 하여 땀을 흘려 독소를 외부로 방출하는 것이다. 운동이 어려우면 목욕 혹은 반신욕으로 대신해도 된다. 단, 목욕은 높은 온도에 피부가 노출되므로 피부 세포를 보호하기 위해 일주일에 한두 번 정도가 좋다.

채소, 과일, 곡류 등 식이섬유가 풍부한 음식을 섭취하여 노폐물을 방지한다. 충분한 수분 섭취로 노폐물이 체외로 빠져나가도록 한다. 명상을 통해 심신의 스트레스를 없애 스트레스가 노폐물이 되지 않도록 한다. 커피를 과다 섭취하면 카페인이 쌓일 수 있으므로 하루 2~3잔 적당량의 커피를 먹는다. 현대의 식품은 방부제와 살충제가 포함되어 있을수 있으므로 유기농 식품이 독소 예방에 도움이 된다. 가끔 하루 정도 금식하면 독소 배출에 도움이 된다. 금식 때 물, 녹차 정도는 괜찮다.

사회생활을 시작할 때 나는 커피를 하루에 6~7잔은 먹은 것 같다. 30년 전이니까 주로 믹스 커피와 자판기 커피를 마셨다. 그때는 저녁 먹고도 8시 넘어까지 회사에서 근무했으므로, 커피 섭취량이 지금보다 더 많았으나 나이가 젊어서 괜찮았다. 하지만 서서히 나이가 들면서 커피도 양을 줄이게 되었다. 요즘은 하루 2~3잔의 커피를 마시고 있다. 몸이 더이상 받아주지 못하니 당연히 그리되었다. 나는 사람은 자신의 몸의 반응을 가장 먼저 읽어야 한다고 생각한다. 그래서 그 반응에 따라 행동하면 된다. 그래도 몸에 이상 반응이 있으면 의사한테 배우면 된다고 본다.

현대인이 정상적인 사회생활을 하면서 독소를 멀리하기는 힘들다. 몸의 청결을 위해서 비누를 쓰게 되고, 식후 식기를 깨끗하게 하기 위해 주방세제가 필요하다. 먹는 음식에는 방부제 등이 들어있고 채소나 과일에는 농약이 묻어 있을 수 있다. 캔 음식에는 장기 보관을 위해서 사용된

물질이 있다. 이렇게 많은 독소에 현대인들은 노출되고 있다. 그래서 지속 가능하게 살아가려면 몸을 건강하게 하여 독소들을 모두 몸 밖으로 배출시켜 줘야 한다. 배출 통로는 대변, 소변, 땀, 호흡 등이 있다. 그 방법은 운동 혹은 목욕으로 땀 흘리기, 채소나 과일 등 식이섬유 섭취하기, 충분한 수분 섭취하기 등이 있다.

<중년 건강을 위한 최소한의 실천 노트>

우리는 합성화학물질, 오염된 물, 미세먼지 등 외부의 독소와 장내 유해균, 활성산소와 같은 내부의 독소에 상시 노출되어 있다. 그러나 이러한 독소들을 대변, 소변, 땀, 호흡 등으로 원활하게 배출하면 건강을 유지할 수 있다. 대변과 소변을 통한 배출은 신체조직을 건강하게 유지하면 해결되고, 땀과 호흡을 통한 배출은 활동적인 생활습관 혹은 유산소운동과 근력운동을 통해서 해결하면 된다.

☞ **대변, 소변, 땀, 호흡을 통해 독소를 배출하여 건강을 유지하자.**

‖ 05 ‖
지구촌 100세 노인들은 대부분 채식인이다

우리나라 국민의 기대수명이 가파른 성장세를 보이고 있다. '2022 OECD 보건통계'에 의하면, 2020년 우리나라 국민의 기대수명은 83.5년을 기록하여 1위인 일본(84.7년) 다음을 기록했다. OECD 국가 평균(80.5년)보다 3년이 길다. 한국의 기대수명은 2010년 80.2년에서 83.5년으로 38국 중 21위에서 2위로 점프했다. 통계청과 UN 전망에 따르면, 2065년경 한국의 기대수명은 90.9년으로 일본 · 캐나다(89.3년), 핀란드(89.4년), 노르웨이(90.2년) 등을 앞서 OECD 1위가 예상된다. 문제는 기대수명 연장이 축복이 아니라 저주가 될 수 있다는 점이다.

그 핵심은 수명이 늘어나는 만큼 의료비 부담 급증과 건강한 삶을 누리지 못하는 데 있다. 병상 수는 인구 1,000명당 12.7개로 OECD 국가 중 우리나라가 가장 많았다. OECD 평균(4.3개)보다 약 3배 많다. 국민 1인당 연간 외래 진료 횟수는 OECD 평균(연 5.9회)에 비해 14.7회로 매우 높았다. 이는 의료 접근성이 매우 뛰어나다고 볼 수도 있지만, 달리 말하면 불필요한 진료나 치료를 많이 받고 있다는 의미이기도 하다. 건강수명은 66.3세인데 기대수명은 83.5년이다. 이는 말년에 가서 17.2년을 병으로 고생하다가 저승으로 간다는 말이다.

기대수명이 늘어난 만큼 건강수명도 늘어야 진정으로 복된 삶이 될 수 있다. 건강수명을 늘리려면 스스로 노력하거나 이미 건강하게 장수한 사람들을 보고 배워야 한다. 100세 시대를 준비하는 마음으로 먼저 100세 인생을 산 사람들의 생활방식을 들여다보면 된다. 나이가 들어 노인이 된다고 무조건 은퇴를 생각하지 말고 활발한 활동을 이어가야 한다. 노인이 되어 집에 머물고 싶은 마음이 있더라도 의지적으로라도 바깥으로 나가야 한다. 경제적 생활을 이어가든 취미 생활을 하든 은퇴와 상관없이 활동을 해야 한다.

바깥으로 자주 나가 신체 활동을 하여 건강을 유지할 수 있고 사람들과의 교류도 지속할 수 있는 것이다. 건강하게 장수하는 사람들은 채소와 과일 섭취량이 전체 식사량의 80% 정도를 차지한다. 식이섬유 위주의 식단은 콜레스테롤 수치를 낮게 하고 항산화 성분의 섭취에도 도움이 된다. 사람의 치아 개수는 구조상, 채식용 어금니가 20개인 83%이고 육식용 송곳니는 4개인 17%인데, 우리가 섭취해야 할 채소 과일 및 고기 섭취율도 이 비율과 유사하다. 이는 한국 전통 한식의 채식과 육식의 비율인 80:20과도 일치한다. 우리가 전통 한식류의 식사를 하면 속이 편안한 이유도 몸에 좋기 때문이라고 본다.

집에 앉아서 TV를 보면 편안하지만 오래 지속하면 심혈관계질환 등을 초래하고 기분 또한 다운시켜 우울하게 한다. 그래서 매일 의도적으로 30분 이상 시간을 내어 육체 활동을 하는 게 도움이 된다. 달리기든, 걷기든, 근력운동이든 텃밭 가꾸기이든 하는 게 낫다. 의식성장으로 마음의 상처나 타인과의 관계에서 오는 마찰을 극복하는 노력이 필요하다. 책을 읽거나 마음을 다스리는 사교모임도 괜찮을 것 같다. 그래야 신체건강 못지않게 정신건강도 챙길 수 있다. 정신과 육체 모두 건강할 때 지켜야 한다.

필요하면 예방 차원에서 정기 검진도 받고, 몸에 이상이 있으면 필히 의사 선생의 진단을 받고 치료 방향을 수립할 수 있다. 물론 스스로 깨달음으로 건강에 대한 해답을 찾으면 더욱 좋을 수 있다. 대체로 나이가 들면 삶에 대한 의욕이 떨어지는 경우가 많다. 이는 신체 노화를 가속화하고 무기력하고 우울한 인생을 살게 한다. 타인에 대한 기대도 할 수 있으나 자신의 목적의식을 찾아 의욕적으로 하루하루를 사는 삶이 더 보람이 있을 수 있다. 가족과의 연대나 이웃들과의 연대를 통해 사는 목적을 가질 수 있는 것이다.

나는 농촌 마을에서 태어나 줄곧 자랐다. 할머니는 뵌 적이 없고 할아버지와는 함께 살았다. 1981년의 일이다. 그 당시에는 벼의 모심기를 오로지 사람의 손으로만 했던 시기였다. 그해 봄에 사람들이 모심기를 시작할 즈음에 할아버지가 넘어지셨다. 아버지가 할아버지를 업고 경주 시내 병원에 가서 진단받으니 중풍(뇌졸중)이었다. 그 시절에는 노인들이 중풍에 걸리면 대체로 집안에서 앓다가 죽는 게 일반적이었다. 평소에도 할아버지는 머리가 많이 아프셔서 주무실 때 끙끙 앓는 소리를 많이 내셨다. 그 당시는 지금과 같이 의료기술이 발달되어 있지 않은 데다가, 또 사람들도 건강에 별로 관심이 없었다.

하루하루 벌어먹기 바쁜 시기였다. 요즘 같으면 두통이 있으면 병원에 언제나 가서 진찰이라도 받을 수 있지만, 그 시절에는 병원 가는 게 쉽지 않은 행사였다. 결국 할아버지는 1년 동안 아무 거동도 하지 못하시고 방에만 계시다가 이듬해 봄에 돌아가셨다. 할아버지는 시간이 있어도 의지를 갖고 어떤 유효한 운동을 하시지 않았다. 주변의 이웃들도 아무도 그렇게 살지 않았기 때문에 할아버지도 당연히 건강관리를 하지 못하셨다. 건강관리를 잘 하셨으면 좀 더 좋은 세상을 누릴 수 있었을 것인데, 할아버지만 생각하면 가슴이 무겁다.

노년이 될수록 근육량 감소는 골칫거리이다. 코어 근육을 비롯한 근육량이 부족하면 몸의 균형을 잡기 어렵고, 그래서 낙상사고를 겪게 되면 중상을 입을 수 있고 회복도 느려진다. 근육에 힘이 있어야 면역력도 생기고 활력도 유지된다. 나이가 들면 지속적으로 근육량을 유지하는 호르몬이 떨어진다. 이를 방어하기 위해 일정 강도의 운동을 지속적으로 해줘야 한다. 근데 노인일수록 덜 움직이고 단백질 섭취량도 적어진다. 근육량이 자연스레 감소하는 것이다. 근육량이 감소하면 건강상 위협을 받게 된다. 뇌졸중과 심장질환 가능성이 커진다. 운동은 평균적으로 주 3회를 하고 한 번 할 때 30분~60분 정도를 해야 한다.

100세 시대 장수하는 노인들은 채소, 과일 등 식물성 식품을 80% 정도 먹는다는 공통점이 있다. 채소 · 과일을 80%, 육류를 20% 정도 섭취하는 것이 건강과 장수에 이상적인 비율이다. 나이가 들수록 근력이 감소하므로 이를 보완하기 위한 운동 또한 필수적이다. 특히 노인들은 움직이지 않으려고 하고 단백질 섭취량도 적어지는 경향이 있다. 의도적으로 활발하게 움직이고 단백질도 필요량만큼 섭취해야 한다. 한국의 66세 이상 노인들의 빈곤율은 43%대로 OECD 국가 중 가장 높다. 노인 빈곤율이 40%가 넘는 국가는 한국이 유일하다. 한국의 노인들은 재정적으로도 준비가 절실한 상태이다.

<중년 건강을 위한 최소한의 실천 노트>

100세 장수인들은 채식 위주의 식사를 하고, 한식의 채식과 육식 비율이 80:20이고, 인간의 치아 구조도 채식 어금니와 육식 송곳니가 83%(20개) 대 17%(4개) 이다. 100세를 먼저 장수한 사람들을 봐도 그렇고, 선조들의 지혜인 한식의 이상적인 비율을 봐도 그렇고, 치아의 기능에 따른 비율을 봐도 그렇듯이, 우리 인간은 반드시 채식 위주의 식사를 해야 한다. 나의 살아온 경험으로 봐도, 채식 80%, 육식 20% 정도로 식사할 때 속이 가장 편했다.

☞ **건강을 위해 채식과 육식의 비율을 80대20으로 실천해 보자.**

‖ 06 ‖

약이 아닌 음식에서 답을 구하라

최근에는 들기 드물지만 흔히 하는 말로 "밥이 보약이다"라는 말이 있다. 초등학교 1학년이었던 1974년도 나의 밥그릇이 지금 내가 먹는 밥그릇보다 두 배는 컸었던 것 같다. 요즘도 군것질을 하지 않지만, 그때는 돈도 별로 없었거니와 농촌 동네여서 주변에 군것질할 수 있는 가게도 없었다. 가게에 가려면 초등학교가 있는 곳까지 4km 정도 가야 했다. 그러니 학교 갈 때 빼고는 가게를 갈 수 없었다. 자연적으로 과자나 군것질에서 멀어지고 오직 집에서 나는 음식으로 배를 채웠다. 간식으로 먹은 것이 없으니 하루 세 끼니를 먹을 때는 특별한 경우가 아니면 밥맛이 좋았다.

쌀이 남아돌기 시작한 것은 통일벼라는 벼 품종이 재배되던 1976년쯤 되어서였다. 이때쯤부터 봄만 되면 배고프던 보릿고개가 없어지고 국민 개개인의 먹거리 삶이 본격적으로 좋아졌다. 요즘 우리나라 국민들은 제대로 된 끼니가 아닌, 어찌 보면 이상한 음식들로 끼니를 섭취하는 것을 볼 수 있다. 샐러드나 간단한 빵, 영양제, 과일 같은 것 등으로 끼니를 대신하는 경우도 있다.

한국인들이 즐겨 찾는 보양식 중에는 삼계탕이 있다. 요즘에는 사시사철 삼계탕을 찾아서 먹게 된다. 원래 더운 여름에 기를 채우기 위해 먹는 게 삼계탕이다. 그래서 삼복더위 즉, 초복 중복 말복 날에 으레 삼계탕을 먹는 것이다. 최고로 더워 입맛도 없을 때 기운을 보충하기 위해 땀을 흘려가면서 먹는 게 삼계탕이다. 삼계탕에 대해서는 호불호가 별로 없다. 대부분의 사람들이 좋아한다. 웬만한 삼계탕은 맛도 좋고 기력을 보충하기에 딱이기 때문이다.

삼계탕은 닭의 뱃속에 인삼, 마늘, 찹쌀, 대추 등을 넣고 물을 부어 오래 끓여낸 음식이다. 추운 겨울이든 뜨거운 여름이든 삼계탕 한 그릇이면 속이 든든하고 영양이 채워진 느낌이다. 땀을 흘리면서 먹게 되면 몸 안의 불순물이 빠져나가는 효과도 있다. 1960년대 이후 냉장고 보급에 따라 인삼을 넣고 끓인 삼계탕이 본격 보급되기 시작했다. 그 이전에는 닭백숙이 주류였다. 닭백숙은 삼국시대부터 우리 조상들이 즐겨 먹었던 보양식이다. 일제 강점기부터 닭백숙에 인삼가루 넣던 게 냉장고 덕분에 실제 인삼을 넣는 삼계탕이 생겨났다.

우리의 몸은 물과 단백질, 지방 등으로 구성되어 있다. 물 66%, 단백질 16%, 지방 13%, 무기염류 4%, 탄수화물 0.6%, 기타 0.4%의 비율로 되어 있다. 이 성분들은 음식을 통하여 꾸준히 공급받아야 한다. 그래야 우리의 생명을 지속할 수 있다. 즉 음식이 약이 아니라 음식이 생명인 셈이다. 그중 3대 영양소는 탄수화물, 지방, 단백질이다.

최근에 우리의 식단이 서구화되면서 3대 영양소 중 일부를 너무 많이 섭취하여 문제가 되고 있다. 비감염 질병인 고혈압, 고지혈증, 당뇨 암 등 대부분의 질병은 이들 영양소를 불균형적으로 섭취하여서 발생한다. 잘못된 식습관 때문에 발생하는 생활 습관성 병이다. 3대 영양소의 과잉을 초래하는 주범 중 하나는 가공식품이다.

나는 회사에 출근하는 평일에는 아침과 저녁은 집에서 먹고 점심은 회사에서 먹는다. 점심 메뉴는 한식, 분식 등으로 나뉘는데 대개 한식을 선택해서 먹는다. 아침과 저녁에 집에 있으면 식후에 과일을 1개씩 껍질째 먹는다. 껍질에 과일의 영양소가 집중되어 있고 맛도 좋다. 주로 먹는 과일은 사과이고 여름에는 참외도 먹는다. 주말에는 한 끼 정도 햄버거도 사 먹는다. 햄버거 등은 일주일에 한두 번만 먹으려고 한다. 왜냐하면, 햄버거를 먹으려면 콜라가 제격인데 콜라는 적당히 먹어야 할 것 같기 때문이다.

라면도 마찬가지로 일주일에 한두 번 정도만 먹으려고 한다. 여러 매체에 보면 나이가 들면 소식을 하면 좋다고 얘기한다. 그러나 나는 필요 이상 음식량을 줄이지는 않는다. 왜냐하면 나는 아령 운동도 하고 주말에는 자전거 타기 등으로 활발하게 살기 때문이다. 그리고 소식하려고 음식량(밥 등)을 줄였다가 빈혈이 생긴 좋지 않은 경험이 있다. 회사에서 생수통 물이 떨어져 17kg짜리 통을 들어서 생수통 꽂이에 꽂는데 갑자기 별이 보였었다. 이후 정상적인 음식량을 섭취한 후에는 빈혈이 더 이상 발생치 않고 있다.

과도한 육식 위주의 식생활과 과식, 가공식품과 인스턴트 식품, 항생제의 무분별한 남용은 자연 생태계는 물론 우리 몸의 생태계도 파괴하고 있다. 식탐에 의한 과식과 과영양은 활성산소를 증가시킨다. 육류를 너무 많이 먹으면 소화하고 남은 성분들이 몸 밖으로 술술 배출되면 좋겠지만 실제로는 그렇지 않다. 과잉의 성분은 간이 보관해야 하는데 지방으로 전환해 쌓아두게 된다. 이때 활성산소가 많이 발생하고 그로 인해 에너지는 두 배로 소모된다.

활성산소는 만병의 원인인 염증을 만들고 이런 현상이 지속되면 암 등 병이 될 수 있다. 식사량을 20~40% 줄이는 절식을 하게 되면 해독 작용을 하고 면역계를 활성화시킨다. 이후에 건강해지려면 절대로 과도한 육식이나 과식, 유해한 음식 섭취 등을 되풀이하지 않아야 한다.

우리나라 전통음식 중 최고의 건강 장수 음식인 김치와 된장은 어떻게 건강하게 섭취할 수 있을까? 미생물 발효 식품인 김치와 된장은 생으로 먹든 찌개 등으로 끓여 먹든 면역력을 증가시키고 항암·항염 작용을 한다. 된장의 효능은 저장 기간과 비례해 커진다. 오래될수록 항암효과가 커지는 것이다. 7년 정도까지 실험한 결과도 있다.

김치는 2~3주 익었을 때 맛도 좋고 유산균 번식도 가장 왕성하고 항암 기능도 좋다. 이 기간을 넘으면 미생물 수도 점점 줄고 맛도 떨어진다. 완전히 푹 익으면 김치의 유산균은 10% 정도로 감소한다. 요즘은 김치냉장고가 집집마다 있어서, 잘 익은 김치를 2~3도 정도로 온도를 맞춰놓으면 김치의 맛과 효능을 더 연장시킬 수 있다.

밀가루나 정제된 음식 대신 통곡물을 섭취하면, 높은 섬유소를 보유하고 있어서 소화기관을 건강하게 한다. 통곡물에는 엽산과 항산화 물질도 있어서 대장암 예방 효과도 있다. 고등어, 참치 같은 등푸른생선은 오메가3 지방산이 풍부해 심혈관계 건강에 좋다. 또한 오메가3 지방산은 관절염 증상 완화에 도움이 된다. 마늘과 양파도 비슷한 효능을 가지고 있다. 마늘과 양파의 황 화합물은 혈압과 콜레스테롤 수치를 낮추고 대사

장애를 줄인다. 마늘과 양파는 항암 물질이 있어서 폐, 피부, 대장암으로부터 우리의 세포를 보호한다.

사회생활을 시작할 때 나는 커피를 하루에 6~7잔은 먹은 것 같다. 30년 전이니까 주로 믹스 커피와 자판기 커피였다. 그때는 저녁 먹은 후 8시 넘어까지 회사에서 근무했으므로 커피 섭취량이 자연히 많았다. 그래도 나이가 젊어서 괜찮았다. 서서히 나이 들면서 커피도 양을 줄이게 되었다. 몸이 더 이상 받아주지 못하니 당연히 그리되었다. 요즘은 하루 2~3잔의 커피를 마시고 있다.

사람들은 약으로 몸을 다스리기 전에 음식으로 다스려야 한다. 물론 병으로 인해 당장 치료가 필요하고 약이 필요한 상태이면 치료와 약 복용을 해야 한다. 그러나 먼저 모든 원인은 나에게서 기인했다는 것을 알아야 한다. 나의 생활 습관 혹은 식습관에서 비롯된 것이다. 이런 원리를 안다면 사소한 일에도 병원에 가지는 않을 것이다.

먹는 음식이 바로 나이다. 건강을 유지할 수 있는 제대로 된 음식을 먹어야 지속 가능하다. 100세 장수 노인들과 전통 한식에서 알 수 있듯이, 채소 등 식이섬유류를 80% 비율로 섭취하고 육류는 20% 비율로 섭취해야 한다. 그래야 건강을 유지할 수 있고 삶을 지속적으로 이어나갈 수 있

다. 맛있는 커피, 과자 등도 먹을 수는 있으나 자제를 통해 전략적으로
가끔 섭취해야 한다.

<중년 건강을 위한 최소한의 실천 노트>

질병이 생기면 약을 찾는 사람들이 많은데 약보다 먹는 식습관을 바꾸는 게 먼저다. 물론, 약으로 질병을 다스리고 장기적으로 식습관을 바꿔야 한다는 말이다. 나도 비교적 건강한 식습관을 실천한다고 나름 생각했었지만 고지혈증을 겪은 적이 있는데, 그때 요플레류를 매일 늦은 시간에 먹은 게 원인이었다. 과도한 육식 위주의 식사, 과식, 가공식품과 인스턴트 식품을 지속적으로 섭취하면, 아무리 약을 먹어도 건강을 회복하는 것이 불가능할 수 있다. 약보다는 스스로 섭취하는 식습관에서 반드시 답을 찾아야 한다.

☞ **급한 위기는 약으로 치료할 수 있으나, 장기적으로는 음식과 운동으로 다스려야 한다.**

‖ 07 ‖

먹는 시간만 조절해도 살이 빠진다

조금만 관심을 갖고 주위 사람들을 둘러보면 근래에 비만한 사람들이 많이 증가되었음을 알 수 있다. 질병관리청에서 조사한 「국민건강영양조사」에 따르면, 2021년 한국인의 비만율은 37.1%이다. 남자 비만율은 46.3%, 여자 비만율은 26.9%이다. 대략 남자는 2명 중 1명 꼴로 비만이다. 잘먹고 잘살게 된 게 축복인가 의심이 들 정도로 남자의 비만율은 심각하다.

비만의 원인은 여러 가지로 분석이 가능하지만, 내가 사회생활을 하면서 느끼는 것은 많은 사람들이 시간 구분 없이 식사를 하고 저녁 식사 후에 필요 이상의 칼로리를 섭취한다는 것이다. 여기서 시간 구분 없이 식사한다는 말은 식사 시간을 규칙적으로 지키지 않는다는 의미로도 쓰이지만, 내가 표현하고자 한 의미는 끼니때 외에도 뭔가를 지속적으로 먹는다는 것이다. 끼니는 아침, 점심, 저녁이다. 아침과 점심 사이, 점심과 저녁 사이 그리고 저녁 이후에도 사람들은 틈만 나면 뭔가를 먹는다. 정해진 간식의 개념도 아니다. 옆 사람이 뭔가를 주면 먹고 스스로 또 뭔가를 먹고 한다.

　간헐적 단식이 체중 감량뿐만 아니라 혈압 조절에도 좋다는 연구 결과가 있다. 간헐적 단식이란 정해진 시간에만 음식을 섭취하는 것으로 주로 8~12시간 동안에만 식사하고 나머지 시간은 공복을 유지하는 것이다. 미국 버밍엄 앨라배마대 연구팀이 비만 환자 90명을 간헐적 단식을 하는 그룹과 하지 않는 그룹으로 나눴다. 한 그룹은 오전 7시부터 오후 3시까지만 식사를 했고(총 8시간의 식사 시간), 나머지 그룹은 12시간 이상 식사를 하게 했다. 14주 후에 참가자들의 변화를 관찰한 결과, 식사 시간이 8시간인 집단이 그렇지 않은 집단보다 체중 2.3kg을 더 감량한 것으로 나타났다.

　연구팀은 식사 시간을 제한하면 하루 섭취 열량을 214kcal 줄이는 것과 같은 효과를 낸다고 봤다. 실제로 간헐적 단식이 신체 변화를 일으킨다는 연구는 많다. 장내 세균 형성에 영향을 줘 장내 세균총에 균형이 잡혀 체중 감량이 될 수 있다는 분석도 있고, 공복을 유지하면 비만을 유발하는 백색 지방이 에너지 소비에 좋은 갈색 지방으로 바뀐다는 연구도 있다. (참조: "간헐적 단식, '의외의' 건강 효과… 다이어트 말고", <헬스조선>, 2022.08.17.)

평범한 회사원인 나는 아침과 저녁은 집에서 먹고 점심은 회사에서 먹는다. 회사의 점심 메뉴는 한식, 분식 등으로 나뉘는데 보통 한식을 선택해서 먹는다. 아침과 저녁에 집에 있으면 식후 과일 1개씩 껍질째 먹는다. 껍질에 과일의 영양소가 집중되어 있고 맛도 좋다. 처음에는 맛이 거칠게 느껴질지 모르나 먹어보고 습관이 되면 껍질을 깎으면 오히려 어색해진다. 주로 먹는 과일은 사과이고 여름에는 참외도 먹는다. 주말에는 한 끼 정도는 햄버거도 사 먹는다.

햄버거 등은 일주일에 한두 번만 먹으려고 한다. 왜냐하면 햄버거 먹으려면 콜라가 제격인데 콜라는 적당히 먹어야 할 것 같기 때문이다. 라면도 마찬가지로 일주일에 한두 번 정도로만 먹으려고 한다. 나는 하루에 세 끼는 먹되 그 외의 시간은 자연히 단식한다. 이것은 내가 살아오면서 자연스럽게 형성되어 습관이 되어 버렸다. 물론 끼니 시간 외에 커피와 차 정도는 즐긴다. 커피는 평일에는 믹스 커피 2잔, 주말에는 믹스 커피 3잔 정도를 먹는다. 주말에는 가끔 전문점 커피도 1잔 정도 먹는다.

끼니 시간 외에는 어렸을 때부터 간식을 먹지 않아서 자연히 먹지 않는다. 사회생활을 하며 간식 유혹이나 시도 때도 없이 먹는 유혹이 찾아올 때가 있지만, 혹하지 않는다. 그냥 그렇게 습관화되어 버렸기에 나에게는 이게 자연스럽고 편하다. 끼니때 열심히 양치를 했었는데 간식 먹은 후 또 양치하는 것을 좋아하지 않는다. 양치 후 치약이 입에 남아있지 않도록 완전히 입안을 헹궈야 하고, 치약에 치석 제거를 위한 연마제가 있어서 치아 마모도 생기기 때문에 시도 때도 없이 양치하는 것은 좋지 않기 때문이다.

2000년 임플란트를 2개 심은 후 더 이상의 치아를 잃고 싶지 않아 열심히 양치하고 있다. 그때 33세의 젊은 나이에 임플란트를 하게 되어, 잘못하다가는 모든 치아도 잃을 수 있다는 자각에 심적 충격이 심하였다. 그래서 나이 들어서도 내 치아를 지속 간직하기 위해 양치를 잘하기로 결심하였다. 그 후 칫솔 양치질 외에 치간 칫솔질, 치실(저녁에만), 잇몸 마사지까지 하고 있다. 잇몸 마사지는 잇몸과 치아 사이 경계면을 잇몸에서 시작하여 손가락으로 눌러서 지압해 주는 것이다. 이렇게 하면 잇몸 조직이 강화되고 혈액순환이 잘되어 잇몸이 건강해진다.

야식은 저녁을 먹고 오후 9시 이후에 먹는 모든 음식을 얘기한다. 저녁까지 필요한 칼로리를 모두 섭취한 상태에서 추가적인 잉여 에너지를 섭취하기 때문이다. 그리고 늦은 밤에 음식을 먹고 자면, 소화기관이 쉬어야 할 시간에 쉬지 못하게 되어 몸도 피곤해지고 다음 날 얼굴도 붓게 된다. 최근 들어 각종 심장질환의 주범으로 야식이 주목받고 있다. 통상 사람은 수면 중에는 혈압이 10% 정도 감소한다. 그런데 야식을 하게 되면

자는 동안에도 혈압이 낮아지지 않아 심장에 부담을 주어, 심근경색, 협심증 등의 원인이 된다는 연구 결과도 있다.

저녁 8시 이후의 야식이 심장 건강에 위험 요인이 되고 있다. 잠들기 전 최소한 2시간 정도는 음식을 섭취하지 않아야 편하게 잠잘 수 있고 건강에도 유익하다. 특히 저녁 식사를 한 지 한참이나 지난 후에 먹는 야식은 비만의 주요 원인이다. 밤에는 신체활동량이 낮보다 많이 떨어져 칼로리 소모량도 저하되므로 체지방이 쉽게 축적된다. 야식 음식은 대체로 고칼로리이므로 더욱 체지방이 많이 축적된다. 그리고 야식 후 바로 잠들게 되면 비만이 생길 수밖에 없다. 잠자게 되면 칼로리 소모가 잘 안 되어 비만에 가속 페달을 밟는 것과 같다.

나는 저녁 먹은 후에 출출하면, 잘 익은 완숙된 과일과 흰 우유만 절반씩 넣고 갈아 먹는다. 이때 과일은 바나나, 키위, 자두 등이 좋다. 왜냐하면 과일 자체가 당분이 높아서 특별히 다른 당을 추가하지 않아도 주스가 맛이 있기 때문이다. 450W 정도의 믹서기로 갈아 마시면 웬만한 카페 음료보다 맛도 있고 건강도 챙길 수 있다. 자주 조금씩 갈아 먹으므로 대용량 고성능 믹서기보다 중소형 믹서기가 적당하다. 이렇게 믹싱한 음료는 반드시 즉시 먹는 게 맛도 좋고 싱싱하다.

우리의 몸은 하루 종일 음식을 먹도록 설계되어 있지 않다. 끊임없이 음식을 섭취하게 되면 건강에 아주 심각한 결과를 가져올 수 있다. 사람들 중 90%가 하루에 12시간 이상 음식을 섭취하고 있다는 연구도 있다. 현대인은 풍요에 매몰되어 무엇을 어떻게 먹을지 고민이 깊다. 8시간만 식사하고 16시간은 단식한다는 간헐적 단식 혹은 시간제한 식사법까지 생겨났다. 삼시 세끼 때 필요한 만큼 음식을 섭취하게 되면 그 외의 시간에는 음식에 대한 탐욕이 없게 된다. 그러면 그 시간에 인간으로서 더 가치 있고 보람된 일을 할 수 있고 개인적으로도 건강을 챙길 수 있게 된다.

<중년 건강을 위한 최소한의 실천 노트>

사람이 하루 세끼를 먹는 것은 인류가 살아오면서 굳어진 보편적 습관이다. 살아오면서 실천해 보니 최고라는 말이다. 과거로부터 오는 모든 답습이 좋다는 것은 아니나, 최소한 식습관 하루 세끼는 건강을 지킬 수 있는 최적의 방안이다. 세끼 외의 시간에는 가능하면 단식을 유지하는 것이 유용하다. 그래야 간헐적 단식효과가 있어서 입맛도 좋고 건강도 챙길 수 있다. 식습관의 기본은 하루 세끼이고, 세상사 기본을 지키는 게 가장 유효한 전략이다.

☞ **하루 세끼 기본 식사와 그 외 시간에는 단식으로 건강을 지켜보자.**

맨발 걷기가
나를 살린다

3장

‖ 01 ‖

의사는 왜 걷기를 권하지 않을까?

나는 걸을 때는 상체를 꼿꼿이 세우고 걸으려고 노력한다. 언젠가부터 나 스스로의 몸가짐을 보게 되었다. 아마도 걷기를 제법 본격적으로 할 때부터 그랬던 것 같다. 나는 회사 출퇴근 시에 회사의 통근 버스가 있지만 시내 버스를 타고 다닌다. 그래서 버스정류장 같은 곳에 있으면 많은 사람들의 모습을 본의 아니게 보게 된다. 사람들의 체형을 관심 있게 보면 올곧은 사람이 드물다. 30대 40대도 마찬가지이지만 나같이 50세가 넘어가는 사람들에게는 체형이 엇갈리는 사람이 더 자주 보인다. 날씬한 몸매에 균형도 있는 사람이 있는가 하면, 배도 나오고 체형이 불균형이어서 봐 주기가 좀 그런 사람도 많다. 내가 얘기하는 것은 단지 건강의 관점에서 말하는 것이다.

나이 50을 넘어가면 인생살이 습관에 따라 몸에도 그 흔적이 선명하게 나타나는 것이다. 성경에도 나와 있듯이 두드리는 자에게 문이 열린다.

건강이라는 문을 어떻게 두드리는지 아는 사람은 드물다. 또 알아도 실천을 하지 않는 사람이 많다. 인생을 살아오면서 하나둘 생긴 익숙하고 편안한 틀에서 벗어나기가 쉽지 않다. 오죽하면 금연을 정부에서 나서서 비용까지 대어 주면서 장려하겠는가. 눈에 뻔히 보이는 금연도 실천치 못하는 사람이 수두룩한데, 확연하게 드러나지도 않은 자기 건강을 위해 지속적으로 스스로 실천하는 것은 굳은 결심과 의지가 필요하다.

자동차가 대량으로 보급되기 전까지 인간은 대략 하루 3만 보를 걸었다. 그 시절 걷는 것은 이동 수단이었다. 나는 초등학교 시절 학교에 오갈 때 걸어 다녔다. 집에서 학교까지 10리 길이었다. 4km 거리였다. 초등학교 1학년부터 6학년까지 걸어 다녔다. 결석 없이 학교 다녔다고 개근상도 받았다. 요즘은 그나마 길이 모두 아스팔트나 시멘트로 포장이라도 되어 있으나 그때는 흙길이었다. 비가 오면 길 가운데가 패이고 돌부리가 드러나고, 버스 타이어가 지나간 곳은 웅덩이가 생기고 했다. 그래도 그때는 불만이 없었다. 왜냐하면 주변에 있는 사람들이 다들 그것을 당연하게 여기며 살았기 때문이다. 걷는 게 당연시되는 시대였다.

요즘 사람들은 가까운 거리도 무엇이든 타고 가려고 한다. 택시를 타든가 버스를 타든가 아니면 전동 킥보드를 탄다. 현대인들에게 걷기는 이동 수단이 아니라 운동 수단이 된 것 같다. 이동 수단으로서 걷기는 최소한의 비용으로 최대한의 운동 효과를 가져야 한다. 건강해지기 위해서 걷는 것은 보폭을 평소보다 10cm 넓히고 팔을 직각으로 하여 앞뒤로 씩씩하게 흔들면서 걸어야 한다. 두 발은 11자 모양보다 발 앞쪽을 약간 바깥으로 벌려서 걷는다. 정확하게는 7.7도 각도로 바깥으로 벌려서 걷는다. 시선은 전방 10~15m 앞을 본다. 숨이 차고 시간이 지나면 지칠 정도로 빠르게 걸어야 한다. 그래야 걷기도 운동이 된다.

나는 시내버스를 타고 회사에 출퇴근한다. 그러면 집과 정류장, 정류장과 회사, 그리고 회사 안에서도 걸어다닐 기회가 많다. 그러면 가능하면 빠른 걸음으로 걸을려고 노력한다. 어떤 때는 시간을 아끼려고 뛰기도 하고, 환승 버스가 올때까지 시간이 많이 남으면 다음 정류장까지 걸어가서 타기도 한다. 어차피 남는 자투리 거리를 잘 활용하려고 한다.

모든 것이 마찬가지겠지만 걷기도 꾸준히 매일 실천해야 운동으로서 효과를 볼 수 있다. 하루에 얼마만큼의 거리를 걷는 게 좋은지는 사람마다 다르다. 일반적으로 활용되는 거리는 10,000보이다. 만 보를 걷기 위해서는 7~8km를 걸어야 한다. 시간은 1시간 30분 정도 걸린다. 만 보를 걷는 것은 쉽지 않은 목표이며 대개는 8,000보 이상이면 무난한 걷기 운동이다. 굳이 걷는 걸음의 수에 연연하지 않고 일상생활 속에서 걷기를 실천하는 것이 먼저이다. 가까운 거리를 가는 데도 걷기를 습관화하면 건강은 덤으로 오는 것이다.

　근처 편의점을 걸어서 가든가, 대형 마트에 가서도 부득이 차를 마트 입구로부터 멀리에 주차하더라도 기분 좋게 걸어서 쇼핑을 보고, 그도 저도 아니면 일부러 시간을 내서 걸어보는 것도 좋겠다. 확 트인 드높은 하늘을 보거나 하면서 걸으면 좋은 아이디어가 많이 떠오를 수 있다. 나는 유산소운동으로 사이클 자전거를 타는데, 대자연에서 자전거를 타면 기대하지 못한 해결의 실마리를 떠올리는 경우가 많았다. 좁고 폐쇄적인 공간보다는 개방되고 더 넓은 공간에서 창조적 아이디어를 얻을 가능성이 훨씬 크다. 걸으면서 좋은 아이디어를 얻을 수 있는 것이다.

　나는 시골 마을에서 태어나 초등학교때는 학교를 걸어서 다녔다. 위로 형과 누나도 당연히 걸어서 학교를 다녔다. 친구들과 걷거나 뛰어다니기도 하였다. 비가 와도 눈이 와도 험한 비포장 도로를 걸어서 다녔고, 그래서 열심히 다녔다고 학교로부터 개근상도 받았었다.

　어릴 때부터 걷기와 뛰어다니는 것을 일상으로 하다 보니, 지금도 여전히 걷거나 뛰는 건 정신적 부담도 없고 몸에도 부담이 없다. 나이 들어가면서 사람들을 보면, 걷거나 뛰는 걸 알레르기처럼 기겁하며 반응하는 것을 심심치 않게 본다. 그런 사람들은 대부분 걸음걸이 속도가 늦어지고 행동이 굼뜨다. 행동에 민첩성이 떨어지면 건강상 적신호로 여겨진다. 어렸을 때 본의 아니게 고생한 게 나이가 들어서 건강상에서는 많은 도움이 된 것 같다. 지금의 아이들은 4km를 걸어 다니라고 해도 아니할 것이다. 그때는 그렇게 걷는 게 당연했고 지금은 자동차 혹은 버스를 타는 게 당연한 시기다.

나는 2000년도에 임플란트를 2개 했다. 그 당시는 임플란트가 흔치 않은 시기였다. 임플란트를 하면서 치아 뿌리에 있던 균들을 모조리 긁어내는 수술을 받았다. 양치질 또한 그 치과에서 태어나서 처음으로 제대로 배웠다. 그 전에도 많은 치과를 다녔지만 양치질을 가르쳐 주는 데는 없었다. 치아 관리에서 제일 중요한 게 양치질이다. 어찌 보면 주객이 전도된 것이다. 왜냐하면 치과에 가면 치과 치료를 해주지, 예방을 위한 양치질은 제대로 가르쳐주지 않기 때문이다. 올바르게 양치질을 한 덕분인지 그 후에 추가로 치아 임플란트를 하지 않았다.

걷기를 제대로 하면 웬만한 질병은 극복 가능하다고 본다. 또 사전에 질병 예방도 가능할 것으로 본다. 제대로 걷기 위해선 척추를 똑바로 펴고 평소보다 보폭을 10cm 넓게 하고 숨이 차고 지칠 정도로 걸으면 된다. 발은 11자보다 앞쪽을 약간 바깥으로 벌리고, 발뒤꿈치부터 발바닥, 엄지발가락 순으로 땅을 박차고 걸어나가면 된다. 양치질을 잘하면 치과에 손님이 끊길 수 있듯이, 걷기 운동을 제대로 하면 병원에 손님들이 끊길까 봐 병원에서 걷기를 권하지 않는 것은 아닐까. 그만큼 걷기 운동은 한번 시도해볼 가치가 충분히 있다.

<중년 건강을 위한 최소한의 실천 노트>

치아 관리의 기본은 올바른 양치질이다. 기본을 먼저 실천한 후에 이상이 생기면 치과에 가야 한다. 우리 몸 관리의 기본은 걷기라고 본다. 걷는 것은 사람 행동의 기본이기 때문이다. 그러므로 걷기를 제대로 실천한 후에 몸에 이상이 생기면 병원에 가서 진단받고 치료를 받아야 한다. 걷기의 효과를 보려면 숨이 차도록 빨리 걸어야 한다. 그러면 당연히 보폭도 평소보다 10cm 정도 넓어지고 턱은 당겨지고 시선도 멀리 전방을 보게 된다.

☞ **사람의 근원적 움직임이 걷기이므로, 그 걷기로 건강의 기초를 마련하자.**

‖ 02 ‖

햇볕을 쬐며 걸으면 뼈가 튼튼해진다

한국인들은 건강을 위해서 산책이나 걷기를 한다. 주변의 강변로나 운동장 등에서 열심히 하는 것을 많이 본다. 시내에 있는 강변은 말할 것도 없고 인적이 드문 강변에도, 대부분 산책로와 자전거길이 조성되어 있다. 걷기 위한 길은 한국만큼 잘 갖춰져 있는 나라도 드물다. 그런데 걷기 운동을 하고 있는 모습을 보면 햇볕을 완진히 차단한 채 걷는 사람들이 많다. 특히 여성들이 그러하다. 얼굴 전체에 마스크를 끼든가 양산을 들고 다니는 경우도 있다. 얼굴을 가리거나 양산을 쓰는 것은 코로나 19와는 상관없이 해 오던 습관이다.

한국인의 비타민D 결핍은 남성들보다 여성들이 매우 심각한 수준이다. 이란, 이라크 등 중동지방의 차도르(전신을 감싸고 얼굴만 내놓는 옷)를 착용하는 여성들보다 한국 여성들의 비타민D 결핍이 더 심각하다는 연구 결과도 있다. 우리가 운동하는 이유는 긍정적 효과를 기대하기 때문이다. 지상의 모든 동식물은 햇볕의 도움을 받아 생존하고 있다. 인간도 그러한 동물들 중 하나이며 그렇게 진화를 해 왔다. 햇빛이 있어야 생존이 가능한데, 정작 건강을 위해 걷기를 하면서 햇볕을 차단하는 것은 지혜롭지 못한 선택이다.

일반적으로 30대 후반부터 뼈가 약해진다. 그 이유는 칼슘이 뼈에 저장되는 속도보다 배출되는 속도가 더 빨라지기 때문이다. 그래서 칼슘을 제대로 섭취하는 것도 중요하지만, 그 칼슘이 뼈에 최대한 저장될 수 있게 하는 것도 중요하다. 비타민D는 칼슘 흡수에 반드시 필요하다. 뼈와 관련하여 크게 주목해야 할 3가지는 칼슘, 비타민D와 운동이다. 우리나라 성인의 하루 평균 칼슘 섭취량은 540㎎ 정도이다. 이는 칼슘 권장 섭취량(800㎎)의 68%에 해당하는 양이다.

질병관리청이 정한 성인의 칼슘 일일 권장량은 남성 800mg, 여성 700mg이다. 질병관리청에 따르면, 골다공증을 예방하기 위해 50세 미만 성인은 하루 1,000㎎, 50세 이상은 하루 1,200㎎의 칼슘 섭취를 해야 한다. 하지만 과도한 칼슘 섭취는 심장질환과 신장결석을 초래할 수 있다. 그러므로 영양제보다는 음식을 통해 섭취하는 게 좋다. 칼슘이 풍부한 음식은 두부, 치즈, 견과류, 우유 등이 있다. 하루 30분 정도만 햇볕을 쬐어도 비타민D가 합성된다. 햇볕을 쬐어 비타민D가 합성된 상태에서 칼슘을 섭취하면 칼슘을 정상적으로 흡수할 수 있다.

　운동을 하면 몸이 건강해지듯이 뼈도 건강해진다. 예를 들어 걷기 운동, 조깅, 요가 등의 운동을 하면 근육뿐만 아니라 뼈도 자극을 받는다. 근육 운동을 위해 무거운 아령 등을 들어 올려도 뼈가 자극된다. 이렇게 뼈를 자극하면 뼈가 튼튼해지는 것이다. 뼈가 튼튼해야 나이가 들어도 골다공증이나 관절염이 없이 생활할 수 있다.

　뼈를 튼튼하게 하기 위해 뼈에 자극을 주는 걷기 운동은, 걷는 도중에 평소보다 빠르게 걷기를 반복한다. 또는 걷는 과정에 점프를 20회 정도 한다. 걷기 운동 코스에 계단이나 언덕길을 오르기도 한다. 즉 걷기 운동 중 10분은 보통 걸음으로 걷고 2분은 빠르게 걷고, 다음에는 10분 걷고 점프를 20회 하는 것을 스스로에게 맞도록 응용하여 운동하면 된다. 줄넘기, 배드민턴 등 강도 높은 운동이 뼈를 튼튼하게 하는 데 가장 좋다.

　사람이 햇볕과 친해져야 하는 건강상 이유는 많다. 햇볕을 쬐면 비타민D가 피부를 통해 체내에서 합성된다. 이 비타민D는 뼈의 핵심 요소인 칼슘의 흡수를 촉진하므로 뼈가 건강해진다. 비타민D가 부족하게 되면 유방암과 대장암 등 암을 유발할 수 있다. 햇빛을 30분에서 1시간 정도 쬐면, 하루 비타민D 권장섭취량 400IU를 생산한다. 햇볕을 쬐면 사람의 기분을 좋게 하는 세로토닌 분비를 촉진하여 우울증도 낫게 한다. 하루에 평균 30분 이상 햇볕을 쬐면 수면을 돕는 호르몬인 멜라토닌이 생성되어 수면의 질도 향상된다. 햇볕을 쬐면 혈관이 확장되어 혈압이 낮아져 심장마비와 뇌졸중의 위험을 낮춰준다.

2000년에 태어나서 처음으로 임플란트 2개를 하였다. 그때 내 나이는 33세였다. 젊은 나이에 임플란트를 하게 되는 경험 자체가 충격이었다. 그때는 임플란트가 보편화되기 전이었다. 왼쪽 아랫니 안쪽의 어금니 2개를 발췌하고 인공의 치아를 심은 것이다. 임플란트를 진행하면서 전체 치아의 잇몸을 개봉하여 뿌리에 있는 모든 균들을 긁어내었다. 또 태어나서 처음으로 양치질 교육을 직접 받았다. 그때까지 잘못된 방법으로 열심히 양치질한 것이 오히려 독이 되었다는 것을 알게 되었다. 칫솔을 치아의 앞뒤로 닦아서 치아와 잇몸 사이를 많이 벌어지게 한 것이다.

칫솔을 잇몸에서 치아 방향으로 진동을 주어 반원형을 그리면서 닦는 것을 배웠다. 그리고 이미 벌어진 치아 사이를 치간칫솔로 닦는 법도 배웠다. 맨 뒤쪽 치아를 닦는 법도 배웠다. 칫솔을 안쪽으로 넣어 좌우로 닦는 것이다. 그때까지 한 번도 닦지 않은 공간이었다.

모든 치아를 잃을 수도 있다는 절실한 마음으로 배운 대로 양치질을 실천해 보았다. 그래서인지 그 뒤에 추가로 임플란트를 한 치아는 없다. 단지, 그때 심은 임플란트가 작년에 빠졌다. 임플란트에는 신경이 없다보니 아프지도 않았는데 그냥 빠진 것이다. 빠지기 전에 임플란트 뿌리부위의 뼈가 부족해 두 번이나 인공 뼈를 충전했음에도 불구하고 빠졌다. 지금도 뼈가 부족해 다시 두 번에 걸쳐 뼈를 채웠고, 이제 임플란트를 심는 일만 남았다. 아무리 임플란트가 대중화되고 가격이 싸다고 해도 절대 자연치아보다 못하다. 신경이 없으니 임플란트 치아가 어떤 상태에 있는지 느낄 수도 없다.

나이가 들면서 넘어져서 뼈가 부러져 깁스를 하거나 골다공증 같은 것을 겪는 사람을 자주 목격하게 된다. 평소에 칼슘 섭취가 적고 뼈에 자극을 주는 운동을 하지 않아 그런 일이 생기는 것이다. 뼈가 약해져 있는 상태에서 넘어지니 큰 상해로 이어지는 것이다. 뼈가 튼튼하다면 넘어졌다가 그냥 툭툭 털고 일어날 수 있는데 그러지 못하는 것이 안타깝다. 나이가 들어가면 젊을 때보다 더 노력하여 건강을 가꿔야 한다. 그런데 대부분은 나이 들면서 몸을 아낀다고 자기 몸을 오히려 스스로 중환자 다루듯이 한다. 이렇게 중환자 다루듯이 하면 절대로 과거의 튼튼한 몸으로 원상복귀가 안 된다고 본다.

자고로 국가든 개인이든 외부로부터 자극을 받아야 강성해지고 건강해진다. 우리의 몸도 지속적으로 매일 자극을 주어야 건강을 유지할 수 있다. 자극을 주는 방법은 나에게 맞는 운동법이나 생활 습관을 찾아서 일상화하면 된다. 기분 좋게 운동하고 기분 좋게 인생을 즐기는 것이다. 나는 아령 운동을 일주일에 3일을 한다. 할 때는 힘들어도 하고 나면 개운하고 행복하다. 무거운 아령으로 운동할 때는 입에서 단내도 났었는데, 지금은 아령 무게를 가볍게 하기 때문에 운동하기가 쉬워졌다. 그래도 근력운동을 위해 충분히 자극이 되는 운동이다.

걷기를 하면서 뼈도 튼튼하게 하려면 하루에 30분 이상 햇빛을 보면서 걷기 운동하면 된다. 필요량만큼 칼슘을 섭취하고 햇볕을 쬐어 비타민D가 체내에서 합성되도록 하면 뼈는 건강해진다. 칼슘이 뼈에 흡수되어 뼈가 건강해지는 것이다. 건강에 더하여 뼈를 튼튼하게 하기 위해서는 뼈에 자극적인 걷기 운동 등을 해야 한다. 평소 속도로 걷는 도중에 빠르게 걷기를 반복한다. 또 걷는 과정에 점프를 20회 정도 한다. 걷기 운동 코스에 계단이나 언덕길을 오르기도 한다. 즉 걷기 운동 중 10분 걷고 2분은 빠르게 걷고, 그다음에는 10분 걷고 점프를 20회 한다.

뼈가 건강하지 못해서 생기는 질환은 골다공증과 관절염이다. 골다공증이 있으면 조그만 충격에도 뼈가 쉽게 부러지고, 관절염이 있으면 몸을 움직이지 못해 악순환이 생긴다. 그래서 뼈는 노후의 삶의 질을 좌우한다.

<중년 건강을 위한 최소한의 실천 노트>

뼈를 튼튼하게 하기 위한 기본 조건은 3가지이다. 칼슘과 비타민D를 섭취하는 것, 그리고 뼈에 자극이 되는 운동을 하는 것이다. 먼저 칼슘을 섭취한 다음, 햇볕을 쬐어 비타민D를 체내에서 합성하면, 비타민D가 칼슘의 흡수를 촉진하여 뼈가 건강해진다. 여기에 뼈를 튼튼하게 하기 위해서는 뼈에 자극을 주는 운동을 해야 한다. 뼈에 자극을 주는 운동은 빠르게 걷기가 대표적이다. 대략 10분 보통 걸음으로 걷고 2분은 빠른 걸음으로 걷는 식이다. 기타 자신에게 맞는 뼈에 자극을 줄 수 있는 운동을 찾으면 된다.

☞ 칼슘을 섭취한 후, 햇볕을 쬐며 빠르게 걷기(유산소운동)를 하여 뼈를 튼튼하게 하자.

‖ 03 ‖

맨발 걷기가 나를 살린다

사람은 누구나 죽는다. 이 세상에 태어난 이상 모두 죽는다. 의식성장에 눈 뜬 일부 사람들은 지구상에서 살아가는 게 그렇게나 고행이란다. 하늘나라 천국에 살면 너무나 행복하단다. 그래서 이 세상에 아기가 태어나면 이승의 가족들은 새로운 가족의 탄생을 축하하는데, 천국의 천사들은 이 세상에서의 삶이 그리 녹록지 않음을 알기에 아기가 이 세상에 태어나면 눈물을 흘린다는 얘기도 있다. 그렇다 해도 어차피 우리들은 모두 이 세상에 왔다. 이 세상에 온 이상 건강하게 살다가 건강한 죽음을 맞이하는 게 인생을 행복하게 마감하는 것이다.

이와 같은 연유로 뜻깊은 사람들은 건강한 삶을 살기 위해 노력한다. 그런데 그렇게 건강을 위해 노력하는 게 실제적인 효과가 있는지는 별개이다. 효과가 없다면 시간 낭비요, 돈 낭비요, 에너지 낭비가 될 뿐이다. 한 마디로 허황된 것에 기대를 걸고 있는 것이나 마찬가지이다. 허황된 것에 기대를 걸면 미신을 믿는 것이나 똑같은 것이다. 정치인이 허황된 것으로 당쟁을 하면 나라를 망치듯이, 국민 개개인이 제대로 운동하지 않으면 건강을 망칠 수 있다.

우리 인간은 산소로 호흡을 해야만 살아갈 수 있다. 잠시라도 산소가 없으면 죽을 수밖에 없다. 그런데 산소가 모두 좋은 것은 아니다. 활성산소라고 하는 게 있다. 활동성이 크고 불안정한 데다가 높은 에너지를 갖고 있어서 우리 몸에 좋지 않은 산소이다. 물론 일정량의 활성산소는 신체의 면역기능을 향상시키는 역할도 한다. 그러나 과도한 양의 활성산소는 각종 질병을 일으키고 노화현상을 가속화하고 만성 피로감과 관절염 등을 초래한다.

활성산소는 우리가 보통 호흡을 하며 생활하는 과정에서 필연적으로 발생한다. 산소의 소비가 증가할수록 활성산소의 발생량도 증가하게 된다. 그래서 과도한 운동은 산소를 많이 필요로 하므로 활성산소를 많이 발생시킨다.

미국 존스홉킨스 의과대학 연구팀은 암을 포함한 모든 질병의 90% 이상은 활성산소로 인해 생긴다고 주장한다. 나이 든 사람의 피부에서 나타나는 검버섯도 활성산소가 작용하여 생긴 것이다. 과도한 활성산소에 의해 세포가 손상을 입으면 염증이 생기고, 이 염증이 만성화되면 암, 동맥경화증, 당뇨병, 심장병, 뇌졸중, 피부염 등 각종 질병을 일으킨다. 노화를 촉진하여 빨리 늙게 한다. 그러나 적절한 활성산소는 면역기능 향상, 당뇨병 억제, 근육 재생, 퇴행성관절염 등을 완화시키는 순기능도 한다.

맨발 걷기를 하면 몸에 있는 과도한 활성산소의 양전하가 땅의 음전하와 반응하여 활성산소가 중화되어 제거된다. 그러면 활성산소에 의해 초래된 암, 동맥경화증, 당뇨병 등 각종 질병이 치유된다. 발바닥에는 온몸의 신경세포들이 고루 분포되어 있다. 그래서 맨발 걷기를 하면 발바닥의 풋코어(Foot Core)가 지압효과로 혈관을 펌프질하여 혈액이 발바닥에서 심장으로 올라가도록 한다. 그러면 원활한 혈류 흐름이 생겨나 암이나 심혈관질환, 뇌졸중 등으로부터 자유로운 건강한 몸을 갖게 된다.

맨발 걷기의 효능을 입증하는 것은 많지만, 여기서는 박동창 저자의 『맨발 걷기가 나를 살렸다』에 나오는 맨발 걷기 실천으로 죽음의 문턱에서 살아 온 2가지 사례를 살펴보자. 먼저 74세의 박성태 교수가 맨발 걷기로 스스로를 치유한 사례이다. 그는 2022년 1월 26일 전립선암 PSA 지수가 935ng/ml에 이르렀고 흉추까지 암이 전이되어 병원에서 '치료 불가' 판정을 받았다. 하반신이 마비되어 화장실은 기어가야 했고, 서지도 못하고 한 발자국도 걷지 못했다. 수술도 불가능한 상태였다. 병원에서는 "환자분은 의사로서 의학적으로는 더 손을 쓸 수가 없으니, 퇴원하여 운명대로 사시다가 돌아가세요."라고 했다.

그러던 중 딸이 책 한 권을 사다 주었고, 그 책이 『맨발로 걸어라(박동창 지음)』였다. 이후 3개월 만에 맨발 걷기로 PSA 수치가 0.05로 나와 정상화되었고, 흉추의 뼈 전이로 MRI에서 새까맣게 나왔던 부분들이 암세포가 사라져 하얗게 건강하게 되살아났다. 병원에서조차 포기한 가운데 맨발 걷기로 기적을 얻은 사람이 되었다. 그것도 일체의 약물이나 방사선 치료를 쓰지 않은 깨끗한 상태에서 오로지 맨발로 걸으며 치유한 것이다.

두 번째 사례자는 김지수 씨이다. 그는 2017년 2월 '비호지킨 림프종' 진단을 받았다. 그는 병원 권유대로 치료를 받았다. 실제로 항암치료를 받으면 부작용 때문에 정말 힘들고 지치고 돈도 많이 들어간다. 다행히 김지수 씨는 1차, 2차, 3차, 4차까지 잘 견디며 치료하여 병원에서 완치 판정을 받았다. 그런데 2019년 1월 정기 검진 때 암이 재발하였다는 진단을 받았다. 병원에서 1년짜리 계획의 임상 치료와 항암치료를 시작했다. 치료를 받으려면 체력도 중요하다는 것을 인지하고 있었기에 운동하려고 했다. 그러나 암 환자인 사례자가 할 수 있는 운동은 없었다.

항암치료를 시작한 지 3개월째 되던 어느 날, 지인으로부터 『맨발로 걸어라(박동창 지음)』라는 책을 알게 되었다. 그리고 대모산에서 매주 토요일 오후 3시에 개최되는 '맨발 걷기 숲길 힐링스쿨'에 참가하여 같이 맨발로 걸었다. 거기서 각종 암으로 고통받았던 분들의 치유사례를 만나자 환호했다. 맨발 걷기를 처음에는 일주일에 2~3일을 하다가 점차 더 늘려 일주일에 4~5일까지 늘렸다.

맨발로 걸은 지 두 달이 지난 때 항암치료를 한 지 5개월째 되던 날, 병원 주치의가 "암세포가 더 이상 안 보인다."라는 진단을 했다. 더 이상 항암치료는 필요하지 않다는 말이었다. 이제는 정기 검진으로 지켜보면 된다고 했다. 지난 7년 동안 '갑상선 기능 저하증'을 앓았는데 그 수치가 100(정상범위 80~220)이나 되었다. 그런데 이번에 암 진단을 받으면서 동 수치가 70으로 떨어졌다. 평생 약을 먹어야 한다는 갑상선 기능 저하증까지 치유하는 이 놀라운 맨발 걷기의 치유력에 놀라움을 금할 수 없었다.

나는 임플란트 치아 2개를 2000년도에 심었다. 임플란트 치아를 심으면서 태어나 처음으로 양치질 방법을 구체적으로 배웠다. 치아에 붉은색 잉크 같은 것을 묻혀 놓은 상태에서 양치질을 하여, 양치질할 때 효과적으로 양치가 되었는지 체크도 받았다. 양치가 제대로 되는지는 붉은색

부분이 완벽히 지워지는 것으로 판단한다. 어디에 놀러 가거나 식당에 가서 식사를 할 때도, 항상 양치 가방을 갖고 다니면서 식후에는 되도록 짧은 시간 안에 양치를 하려고 노력했다. 차 트렁크에도 항상 칫솔 가방을 갖고 다닌다. 언제 어디서든 양치하기 위해서이다. 칫솔질도 모르면 배워야 하는 게 당연하다.

우리 인간은 산소로 호흡을 해야만 살아갈 수 있다. 그런데 산소가 모두 좋은 것은 아니다. 활성산소는 활동성이 크고 불안정하고 높은 에너지를 갖고 있어서 우리 몸에 좋지 않은 산소이다. 활성산소는 각종 질병을 일으키고 노화 현상을 가속화한다. 암을 포함한 모든 질환의 90% 이상은 활성산소로 인해 생긴다. 맨발 걷기를 하면 몸에 있는 활성산소의 양전하가 땅의 음전하와 반응하여 활성산소가 중화되어 제거된다. 그러면 활성산소에 의해 초래된 암, 동맥경화증, 당뇨병 등 각종 질병이 치유되는 기적을 경험하게 된다.

<중년 건강을 위한 최소한의 실천 노트>

유산소운동 중 하나인 맨발 걷기를 하면 지압효과와 접지효과를 얻을 수 있다. 지압효과는 자기 몸무게의 1.5배의 지압으로 풋코어를 자극해 혈액을 다시 정맥을 통해 심장으로 올려보내 혈액순환을 촉진시키는 것이다. 접지효과는 몸 안의 과다한 활성산소의 양전하가 땅의 음전하와 반응하여 활성산소가 중화되어 제거되는 것이다. 지압효과로 심혈관질환, 뇌졸중 등을 치료하고, 접지효과로 활성산소로 초래된 암, 동맥경화증, 당뇨병 등 90% 넘는 질병을 치료한다. 한마디로 나를 살리는 보물 같은 운동이 맨발 걷기이다.

☞ 맨발 걷기의 지압효과와 접지효과로 완벽한 건강을 만들어 보자.

‖ 04 ‖

하루 최소 운동량, 4km 걷기

갓난아기는 누워서 기다가 몸을 뒤집다가 일어서고 걷는다. 인간이 가장 먼저 하는 행동이 걷는 것이다. 그 갓난아기 때 했던 걷기를 어른이 된 후에는 하지 못하고 어려움에 처하는 사람들이 있다. 기본인 걷기가 잘되어야 다른 부수적인 것도 잘할 수 있다. 아침에 처음으로 행동하는 게 일어나서 걷는 것이고, 화장실 가면서도 걷고 집을 나서면서도 걷고 사회생활을 하면서도 수시로 걷는다. 올바른 걸음걸이 자세를 만들고 난 뒤에 걷기 운동을 해야 한다. 나이가 들면서 서서히 생겨난 좋지 않은 습관에 따라 걷기 때문에, 올바른 걸음걸이와 거리가 멀어질 수도 있는 것이다.

아마도 10년쯤 전인 2010년대에, 건강과 운동에 관심이 있는 사람이라면 대부분 만보기 한 개 정도는 갖고 다녔다. 남이 하니까 나도 해본 사람들이 대부분일 것이다. 건강한 사람에게는 하루 만 보 걷기를 해도 운동 효과가 부족할 수 있지만, 비만이나 협심증, 중증 고혈압 등이 있는 사람에게 만 보 걷기는 아주 위험한 수준의 운동이 될 수도 있다. 일괄적인 잣대로 만 보를 걷는 것은 합당한 판단이 아니다. 평소에 운동을 해서 기초 체력이 있는 사람은 이만 보도 쉽게 걸을 수 있고, 비만하고 허약한 사람한테는 오천 보도 걷기 힘들 수 있다.

만 보 걷기 또한 남의 잣대로 할 것이 아니라 관절 등 나의 몸 상태로 판단하여 걷기 운동을 해야 한다. 또 같은 걸음이라도 빠른 걸음과 느린 걸음은 운동 효과가 엄연히 다르다. 걷기 운동 효과 측정결과, 하루 걸음 횟수를 6천 보까지 늘리면 조기 사망위험이 지속 감소한다. 그러나 6천 보가 넘어가면 더 이상 조기 사망위험 감소 효과는 없다. 무작정 많이 걸을 이유는 없고 자신에게 맞는 수준을 확인하고 걸으면 되겠다. 일반적인 연령별 일일 걸음걸이 권장량은 40~50대는 7천 보, 60대는 5천~6천 보, 70대 이상은 2,500~5,500보이다. 다만 이것은 어디까지 일괄적인 제시안이고 본인의 신체 능력에 맞게 설정하여 운동하는 것이 최선이다.

일부러 시간을 내어서 걷는 것도 방법이 될 수 있으나, 그것보다는 생활 속에서 찾아 걷는 것이 좀 더 자연스럽고 쉬운 실천법일 것이다. 나는 평일에는 회사 출퇴근과 회사 근무시간을 잘 활용하려고 한다. 출퇴근 시에는 버스를 타고 다니므로 버스 정류장까지 걸어야 한다. 출근 때 버스 시간은 정해져 있어서 걸어서 정류장까지 가면 된다. 그러나 퇴근 때 버스는 시간이 정해져 있지 않아서, 정류장까지 뛰어가서 먼저 오는 버스를 타고 갈 것인지 다른 버스를 타서 환승해서 갈 것인지 결정한다. 환승 버스를 즉시 타면 좋고, 환승 버스를 탈 때까지 기다리는 시간이 10분 이상 걸리면 한 정류장 혹은 두 정류장 걸어가서 탄다.

자전거도 일부러 시간 내서 타는 경우도 있으나 볼일 보러 갈 때는 겸사겸사 자전거를 탄다. 원래의 볼일도 보고 자전거도 타는 것이다. 치과가 제법 멀어서 자전거를 타고 간다. 그러면 가는 데 45분 정도 걸리고 올 때는 1시간 10분 정도 걸린다. 대체로 갈 때는 페달을 힘있게 밟고 올 때는 천천히 여유 있게 온다. 보통 2시간 내외의 거리를 타는 것을 목표로 한다. 이 정도 거리가 시간상 적당하고 타고 나서도 제일 개운한 상태이다.

걷기 운동에 대한 보건복지부의 권고안을 살펴보자. 보건복지부는 1주일에 '빠르게 걷기'는 최소 150분간 하거나 아니면 '매우 빠르게 걷기'를 75분간 하라고 권고하고 있다. 걷기 속도에 대해 잠깐 말하자면 '빠르게 걷기'는 걸으면서 대화는 할 수 있지만 노래는 불가능한 중강도 신체활동이다. '매우 빠르게 걷기'는 고강도로 걸어서 숨이 차기 때문에 대화가 불가능한 수준의 운동이다. 주 5일을 걷는다고 보면, '빠르게 걷기'는 하루

30분 이상 걷고 '매우 빠르게 걷기'는 하루 15분 이상 걷는 것이 좋다. '빠르게 걷기'와 '매우 빠르게 걷기'를 혼합해서 걸어도 된다. 예를 들면 하루에 '빠르게 걷기'를 20분 하고 '매우 빠르게 걷기'를 5분씩 하면 된다.

올바른 걷기 자세 또한 중요하다. 올바로 걷기 위해선 시선은 멀리 바라보고, 팔은 앞뒤로 흔들면서 걷는다. 빠르게 걸으면 된다. 그러면 평상시보다 보폭이 10cm 정도 넓어진다. 다리도 11자보다는 앞쪽을 약간 바깥으로 하여 걸으면 효율적이다.

2009년부터 자전거를 타기 시작해서 지금껏 주말에는 2시간 내외로 탄다. 2013년에 회사 생활 20년을 한 기념으로, 휴가를 5일 받았다. 이때를 이용해서 인천에서 부산까지 국토 종주 자전거 타기를 했다. 혼자서 인천 아라서해갑문에서 부산 낙동강 하구둑까지 자전거만 타고 달렸다. 그때 과정은, 먼저 자전거를 타고 울산 북구 달천동 집에서 울산고속버스터미널까지 갔다. 울산고속버스터미널에서 서울행 야간 고속버스 짐칸에 타고 간 자전거를 넣고, 자전거와 함께 서울고속버스터미널에 그다음 날 새벽에 내렸다.

서울터미널에서 아침을 먹고 콜밴을 불러 인천 아라서해갑문까지 타고 갔다. 거기서부터 오로지 자전거 페달만 밟고 부산 낙동강 하구둑까지 내려왔다. 실제로 이동한 경로는 다음과 같다.

아라 자전거길 → 한강 종주 자전거길(서울 구간) → 남한강 자전거길 →
새재 자전거길 → 낙동강 종주 자전거길(상류) → 낙동강 종주 자전거길
(하류)

원래 2박 3일을 계획했었는데 실제로는 4박 5일이 걸렸다. 나는 자전
거길이 당연히 강변에만 있고 그래서 평지 길만 있는 줄 알았다. 그러나
나의 판단이 잘못되었음을 나중에 알았다. 제법 높은 산길을 세 군데 넘
게 지났다. 그런 곳은 자전거를 그냥 끌고 올라가서 내리막만 타고 내려
왔다.

종주 기간은 2013년 4월 14일 7시 40분~4월 18일 13시 50분이다. 낙
동강 하구둑에서 다시 콜밴을 불러 부산역으로 가서 울산까지 기차 타고
집에 왔다. 낙동강 하구둑 사무실에 국토 종주 수첩을 제출하니 나중에
국토 종주 기념으로 황금색 메달을 집으로 보내줘서 지금도 보관하고 있
다. 다음에는 다른 전국 자전거 코스 타기를 도전해 볼까 생각 중이다.

건강한 사람한테는 2만 보 걷기도 운동 효과가 부족할 수 있고, 비만이
고 허약한 체질의 사람에게는 5천 보 걷기도 과분할 수 있다. 내 몸을 단

련시켜 건강하게 하는 것이 운동의 기본 목적이다. 걷기 운동 또한 나의 건강을 위해서 하는 것이다. 이 걷기를 제대로 하면 건강도 챙길 수 있다. 적재적소와 상황에 맞게 올바른 자세를 갖고 걸으려고 하는 의지만 있으면 된다. 그러면 건강은 자연히 따라오게 되어 있다. 건강을 위해 걸으려고 마음먹었으면 하루에 최소 운동량인 4km를 걷는다는 목표를 가지면 도움이 되겠다. 거기서 각자의 상황에 따라 가감을 해서 스스로의 건강을 완성해 가는 것이다.

<중년 건강을 위한 최소한의 실천 노트>

사람으로 태어나 가장 먼저 익히는 활동이 걷기이다. 그리고 사람은 모든 공간과 시간 속에서 기본적으로 걷기를 한다. 그러한 걷기를 제대로 활용하면 운동 효과를 충분히 볼 수 있다. 마트를 가서도, 회사에서 이동 중에도, 회사 사무실에서 근무 중에도, 출장을 갈 때도 숨이 찰 정도로 빠르게 걸으면 된다. 그러면 최소한 하루에 4km는 걷게 되고 건강의 기본을 갖추게 된다.

☞ **일상의 자투리 시간에서 4km 이상 제대로 걸어서 건강의 토대를 마련하자.**

‖ 05 ‖

인간의 유전자는 맨발을 원한다

　인류 문명이 발달해 오면서 사람들은 자연과 멀어지고 있다. 그와 동시에 인간과 밀접한 관계를 맺고 살고 있는 동물들도 그러한 길을 함께 가고 있다. 대량 사육되고 있는 돼지, 닭, 소가 대표적이다. 매우 한정된 공간에 밀집된 상태로 키우기 때문에 자연과 멀어진 상태에서 사육되고 있다. 그래서 바이러스가 퍼지면 속수무책으로 집단폐사가 일어날 수밖에 없는 구조가 되었다. 동물들의 자연 면역력이 떨어진 것이다. 인간들도 별 차이가 없다. 아파트 공간에 스스로 갇혀서 살고 자연과는 담을 쌓고 살고 있다. 운동을 열심히 한다고는 하나 자연과 멀어진 상태에서 하는 운동은 그 효과가 미흡할 수가 있다.

　인간과 동물이 자연과 멀어진 환경 요인의 가장 대표적인 것은 접지를 하지 않는다는 것이다. 즉 직접 땅과 만날 기회가 드물어졌다는 것이다. 이러한 인간과는 다르게 자연에서 살고 있는 개나 고양이는 건강하게 살아간다. 그러나 반려동물로 키워진 개나 고양이는 주인과 같이 똑같은 질병에 시달리다가 세상을 떠난다. 주인이 자연의 세상인 땅과 단절되니 당연히 반려동물도 그러한 상황이 되는 것이다. 하루 종일 콘크리트나 인공매트, 나무마루 위에서 지내는 것이다. 반려동물은 주인보다 오히려 비싼 대가를 치르고 있다. 주인은 건강보험이 되는데 반려동물은 그렇지 못하기 때문이다.

맨발 걷기를 하게 되면 두 가지 장점이 있다. 첫째가 지압효과이고 둘째가 접지효과이다.

우리의 발에는 인체 206개의 뼈 중 25%인 52개가 있고 51억 개의 모세혈관 중 60%가 있다. 발은 우리 몸의 2%를 차지하지만, 나머지 98%의 무게를 지탱한다. 발은 걸을 때마다 몸무게의 1.5배에 해당하는 하중을 견뎌내고, 심장과 가장 멀리 있으면서 심장에서 받은 혈액을 다시 올려 보낸다. 이때문에 발은 '제2의 심장'이라고 불린다. 발등뼈 아래에 풋코어라는 근육이 있다. 심장에서 나온 피가 동맥을 타고 온몸에 퍼져 발끝까지 내려갔다가, 정맥을 통해 심장으로 되돌아가는데 이 과정에서 풋코어가 중요한 역할을 한다.

풋코어가 종아리 근육과 함께 수축하면, 그 압력이 주변 정맥에 전달

되면서 혈액이 중력을 거슬러 심장 쪽으로 올라가게 된다. 풋코어가 '제2의 심장'이 되어 혈액을 순환시키는 실질적인 역할을 하는 것이다.

풋코어가 약해지면 수축하는 힘이 부족해져 다리가 붓는 등 혈액순환 장애가 생기고, 우리 몸 전체 건강에도 문제가 생길 수 있다. 맨발 걷기를 한다면 내 몸의 1.5배의 하중으로 발바닥을 지속적으로 지압을 하는 것이다. 그러면 풋코어가 수축과 이완을 반복하면서 혈액을 순환시켜 완전한 면역력을 가질 수 있다.

풋코어는 대부분 아치 형태로 위로 볼록하게 솟아 있는데, 이는 발바닥으로 지면을 강하게 잡아내기 위한 형태로 발가락 부분이 오므려지면서 지면을 지탱하는 기능을 한다. 또한 이 아치는 달리거나 뛰어내릴 때 충격을 흡수하는 역할을 하기도 한다.

우리가 매일 꾸준히 맨발 걷기를 하면 풋코어의 근력을 단련시킬 수 있고, 이는 원활한 혈액순환을 가져온다. 하루 1시간~2시간씩 맨발로 걸으면 혈액이 심장에서 발로 다시 발에서 심장으로 잘 순환된다. 이를 통해 혈액순환 시스템을 완성한다고 보면 된다. 내 심장에서 나온 피가 동맥을 통해 몸 전체로 퍼져 발바닥까지 이르고, 다시 풋코어의 강력한 근력으로 그 피가 정맥을 통해 심장으로 돌아가는 것이다. 혈액순환만 원활해지면 대부분의 성인병이 해소된다. 성인병은 신발 때문에 자연과 차단되고 합성화학물질과의 접촉으로 생긴다. 질병에 걸린 경우라면 유산소운동으로 맨발 걷기를 반드시 해볼 가치가 있다.

인간과 동물들은 모두 자연으로부터 태어났다. 그런데 자연으로부터 멀어지니 질병들이 끊임없이 발생하는 것이다. 인류 문명을 누리더라도 자연과는 최소한으로라도 연결되어 살아가야 한다. 그것이 접지이다. 땅과 직접 접촉하는 것이다. 신발을 신고 스포츠를 해도, 레저용 차량을 드라이브해도 자연과의 접지는 이루어지지 않는다. 우리의 발에 신발이 신겨져 있고 우리의 이동 수단이 땅과 떨어져 있기 때문이다. 플라스틱, 합성화학물질 등으로 인해 우리 몸은 자연과 차단되어 있다.

맨발로 서거나 해변을 맨발로 걸으면 또 손으로 흙을 만지면 지구가 가진 에너지와 만나 우리는 치유된다. 접지하게 되면 우리 몸은 면역력을 회복하게 된다. 의사가 상처를 소독하고 꿰매어 봉합하고 뼈가 부러지면 깁스를 한다. 상처를 소독하고 봉합하고 깁스를 하면 우리 몸은 빨리 낫는다. 하지만 낫는 것은 우리 스스로 낫는 것이지 의사가 낫게 하는 것은 결코 아니다. 의사는 단지 우리가 스스로 낫는 것을 도와줄 뿐이다. 그러니까 우리는 몸을 스스로 고치는 것이지 누가 대신 우리 몸을 낫게 하는 것은 아니다.

우리 몸은 접지를 하면 스스로 면역력을 회복하고 치유한다. 사람이 호흡하려면 반드시 산소가 필요하다. 활성산소는 활동성이 크고 불안정하고 높은 에너지를 갖고 있어서 우리 몸에 좋지 않은 산소이다. 일정량의 활성산소는 신체의 면역기능을 향상시키는 역할도 한다. 그러나 과도한 양의 활성산소는 각종 질병을 일으키고 노화 현상을 가속하고 만성 피로감과 관절염 등을 초래한다. 활성산소는 우리가 보통 호흡을 하며 생활하는 과정에서 필연적으로 발생한다. 산소의 소비가 증가할수록 활성산소의 발생량도 증가하게 된다. 그래서 과도한 운동은 산소를 많이 필요로 하므로 활성산소를 많이 발생시킨다.

미국 존스홉킨스 의과대학 연구팀은 암을 포함한 모든 질환의 90% 이상은 활성산소로 인해 생긴다고 주장한다. 나이 든 사람의 피부에서 나타나는 검버섯은 활성산소가 작용하여 생긴 것이다. 과도한 활성산소에 의해 세포가 손상을 입으면 염증이 생기고, 이 염증이 만성화되면 암, 동맥경화증, 당뇨병, 심장병, 뇌졸중, 피부염 등 각종 질병을 일으킨다. 노화를 촉진하여 빨리 늙게 한다. 그러면 과도한 활성산소를 완벽하게 제거하는 방법은 없을까?

맨발 걷기를 하면 우리 몸에 있는 과도한 활성산소의 양전하가 땅의 음전하와 반응하여 활성산소가 중화되어 제거된다. 그러면 활성산소에 의해 초래된 암, 동맥경화증, 당뇨병 등 각종 질병이 치유된다. 그래서 신발을 신고 등산을 하는 사람은 집에 돌아오면 녹초가 되지만, 맨발 걷기를 하고 집에 돌아오는 사람은 자연의 에너지를 충전 받아 오니 피로가 없다. 나도 한여름 낮에 오후 2시부터 3시 20분까지 아파트 뒷산을 올랐다가 내려왔는데 피로감이 없었다. 기온은 30도 정도였다. 다녀온 직후 AB슬라이드 60개를 하는 데 걸리는 시간이 평소보다 오히려 짧아져서 신기하였다.

현 인류인 호모사피엔스가 등장한 이후 인류가 자연과 단절되기 시작한 것은 300년 남짓 될 것이다. 그러니까 현 인류 역사 20만 년 동안 자연과 소통하며 지내다가 산업혁명 이후부터 자연과 멀어지기 시작한 것이다. 자연과 멀어지니 인간과 함께 사는 동물들에게 위기가 찾아오고 있다. 인간과 자연의 최소한의 통로는 접지이다. 그중에 맨발 걷기를 통해 면역력을 높여 질병을 멀리하고 완전한 건강을 챙길 수 있다.

<중년 건강을 위한 최소한의 실천 노트>

사람의 유전자는 맨발로 생활하도록 되어 있다. 그래서 맨발 걷기를 실천하면 병원에서도 포기한 사람들이 기적같이 건강을 회복하는 것이다. 지압효과와 접지효과를 통해서 기적이 생기는 것이다. 물론, 현대인들이 일상생활에서 모두 맨발로 걷는 것은 불가능하다. 그러나 최소한 건강을 위해서는 맨발로 걷는 것보다 가치 있는 것을 찾기 어렵다.

☞ 인간은 태생적으로 맨발로 걸어야 건강하다는 것을 인지하고 실천해 보자.

‖ 06 ‖

올바른 맨발 걷기 실천법

최근에 맨발 걷기의 효능이 일반인들에게 알려지기 시작하면서 각 지자체들은 관련된 조례를 제정하거나 맨발 걷는 길을 조성하고 있다. 2023년 7월 11일자 〈서울신문〉에 따르면, 서울시의회는 뚝섬 한강공원 내 '맨발 걷기 산책로'를 설치하는 사업예산 1억 8,000만 원을 확보했다. 이는 기존 산책로를 '맨발 걷기 산책로'로 조성해 달라는 시민의 요청에 따른 것이다. 2023년 7월 6일 〈연합뉴스〉에 따르면, 경기 성남시는 공원 등에 맨발 황톳길 6곳을 조성해 오는 9월까지 차례로 개방하기로 했다. 맨발 황톳길은 모두 34.5억 원을 들여 수진 · 대원 · 위례 · 중앙 · 율동공원과 구미동 공공용지에 조성된다.

2023년 6월 27일자 〈헤럴드경제〉에 따르면, 우리나라 최대 갈대 군락지인 순천만 습지의 새로운 힐링 코스 '순천만 어싱길(맨발 걷기길)'이 여행객 발길을 붙들어 매고 있다고 소개하고 있다. 순천만 어싱길은 순천만 습지에서 별량면 장산마을까지 총 3코스(람사르길, 세계유산길, 갯골길)로 구성돼 있다. 순천만 갯벌을 조망할 수 있는 해안가 둑길 위에는 마사토와 황토로 깔린 산책로가 마련돼 있으며, 곳곳에 대나무와 잔디로 조성된 4.5km의 경로를 따라 걷는 동안 순천만 연안과 내륙의 람사르 습지를 경험할 수 있다. 이와 같이 전국적으로 맨발 걷기를 위한 인프라가 조성되고 있다.

맨발 걷기를 하면 지압효과와 접지효과로 건강한 삶을 지속할 수 있다. 지압효과는 자기 몸무게의 1.5배의 하중을 발바닥에 가함으로써 생긴다. 맨발로 걸으면 자연적으로 하중에 의한 지압이 된다. 이때 제2의 심장으로 불리는 발바닥의 풋코어를 통해 혈액순환을 원활하게 할 수 있고, 이를 통해 면역력을 강화할 수 있다. 접지효과는 맨발로 땅과 직접 접촉함으로써 생긴다. 그러면 신체 활동에 의해 생긴 내 몸 안의 과도한 활성산소가 사라진다. 활성산소는 양전하인데 땅의 음전하와 만나 중화되어 소멸하기 때문이다. 활성산소가 소멸하면 활성산소에 의해 초래된 모든 질병이 치유된다. 질병의 90%는 활성산소에 의해 발생한다.

맨발 걷기 전에는 반드시 준비운동을 하여 내 몸의 긴장을 풀어주어야 한다. 맨발 걷기를 하려면 적절한 장소가 필요하다. 흙이나 모래, 진흙으로 된 땅이 있으면 된다. 뒷동산의 등산길이 될 수도 있고 학교 운동장을 활용해도 좋다. 걷기 하는 시간은 통상적으로 하루 40분~1시간을 많이 한다. 그러나 질병 치유의 목적이 있으면 하루에 1시간에서 2시간은 걸어야 한다. 매일 꾸준히 하는 것이 중요하다. 비가 오든 눈이 오든 상관없이 해야 한다. 등산길을 걸으려면 등산 스틱을 한 손에 한 개씩 2개를 준비하면 좋다. 스틱은 산 짐승이나 땅에 벌레가 혹시 있을 수도 있으니 방어적 차원에서 소지하는 것이다.

등산길은 다른 사람들이 지나간 흔적을 따라서 걷는 것이 중요하다. 솔잎이나 잔가지도 날이 서 있으면 발바닥을 찌를 수 있어서 위험하기 때문이다. 다른 사람들이 먼저 걸어간 곳은 이미 솔잎이나 나뭇가지가 평평하게 누워 있기 때문에 위험하지 않다. 걸을 때는 무조건 내 앞 1m나 2m 앞을 봐야 한다. 휴대폰을 봐서는 질대 안 된다. 한순간에 발바닥이 위험한 것에 찔릴 수 있다. 가능하면 훤한 대낮에만 걷는 것이 좋다. 다른 사람들과 함께 걸어도 자기 앞은 반드시 스스로가 살펴야 한다. 다른 사람 앞은 깨끗해도 내 앞에는 솔잎이나 잔가지가 뾰족하게 세워져 있을 수도 있기 때문이다.

걷기의 속도도 빠르게 하려고 하지 말아야 한다. 일반적인 걷기는 빠르게 걸어야 효과가 있지만 맨발 걷기는 빠르게 걸을 필요가 없다. 맨발 걷기의 목적은 지압효과와 접지효과에 있으므로 빠르게 걸을 필요가 없는 것이다. 물론 완전히 안전하게 조성된 맨발 걷기 공간이 있으면 뛸 수도 있으나 처음부터 뛰려고 해서는 안 된다. 내 몸이 반응하는 것을 보고 판단해서 강도를 올려도 늦지 않다. 걸을 때는 발을 사뿐히 조심스럽게 발걸음을 옮겨야 한다.

혹여 모를 위험에 대비하여 파상풍 예방접종을 받는 것도 좋다. 접종의 효능은 10년 이내이고 비용은 3만 원에서 4만 원 정도 된다. 파상풍은 흙이나 동물 분변, 못, 철심 등에 있는 파상풍균이 인체에 들어와서 발생하는 질환이다. 파상풍에 걸리면 독소가 만들어지고 신경조직에 작용하여 골격근 경직과 근육 수축 등이 생겨, 심하면 사망할 수도 있는 무서운 병이다. 발에 상처가 있으면 맨발 걷기를 중단해야 한다. 상처를 통해 세균에 감염될 수도 있고 다른 합병증도 생길 수 있다. 상처를 치료하여 모두 나은 후에 다시 걸으면 된다.

2023년 올해 회사에서 건강검진을 받았는데 나의 시력이 좋아졌다. 나중에 건강검진 결과 시트를 보고 시력이 좋아진 것을 알았다. 시력 검사를 할 때 검사자가 나에게 렌즈를 꼈냐고 물었었는데, 아마도 내 시력이 좋아져서 그런 질문을 했을 것으로 나중에야 깨달았다. 나는 렌즈를 낀 적도 없고 끼지도 않는다. 좌우 시력이 작년에 0.4/0.6에서 올해 0.5/0.7로 측정되었다. 내가 한 행동은 눈 건강을 위해 눈 주위 마사지와 눈동자 운동을 4개월 정도 한 것뿐이다. 나는 10년쯤 전부터 EYE VISION이라는 시력 교정 안경을 매일 1시간 정도 껴 왔으나 시력에 긍정적 효과가 전혀 없었다.

EYE VISION을 낀 이유는 TV 수상기의 작은 글씨가 안 보이기 시작하면서부터이다. 34평 아파트 거실에서 60인치 TV를 보는데 작은 글씨가 안 보이는 것이었다. EYE VISION을 끼면 그 순간에는 작은 글씨도 보이는데 벗으면 효과가 없었다.

4개월 전에 유튜브 〈일지의 브레인TV〉에서 배운 대로 눈 마사지와 눈동자 운동을 하여서 이렇게 시력이 좋아졌다. 내가 이렇게 단정 짓는 것은 눈과 관련해 다른 특이한 행동을 한 것이 전혀 없기 때문이다. 내가 실천한 것은 눈 주위 마사지와 눈동자 운동이다. 마사지는 눈 주위 여섯 군데를 엄지손가락 마디로 세 번씩 눌러준다. 여섯 군데를 세 번씩 눌러주는 것을 세 번 반복한다. 여섯 군데는 인당혈, 찬죽혈, 천응혈, 동자료, 승읍혈, 정명혈이다. 인당혈은 한 손 엄지손가락 마디로 눌러주고, 기타 다섯 군데는 두 손의 엄지손가락 마디로 눌러주면 된다. 왜냐하면 인당혈은 한 곳이고 기타는 두 곳이기 때문이다.

눈동자 운동은 먼저 손바닥을 서로 세게 비벼서 열을 낸 후 손바닥을 두 눈에 대어 열기를 눈에 전한다. 그 상태에서 손바닥 안에 공간을 만들어 공간 안에서 눈을 뜨고 운동한다. 아래위로 세 번, 좌우로 세 번, 시계방향으로 세 번, 반시계방향으로 세 번 빠르게 눈동자 운동을 한다. 내가 잊고 하지 않은 운동이 있었는데 시력 밸런스 운동이다. 이것은 눈을 감고 고개를 뒤로 젖히고 20초 동안(약 20회) 좌우로 흔드는 것이다.

지금까지는 오전 오후만 눈 건강관리(마사지와 눈동자 운동)를 했었는데 앞으로는 저녁에도 할 생각이다. 시력 밸런스 운동도 이제부터는 할 생각이다. 본 내용은 유튜브 〈일지의 브레인TV〉의 "돈 쓰지 말고 3분만 하세요. 시력 확실히 좋아집니다" 9분 3초짜리 영상에 담긴 내용이다. 약 4개월 만에 이 정도로 시력이 향상되었는데 좀 더 노력하여 나이 들어도 건강한 시력을 유지할 생각이다. 요즘에는 거실에서 TV를 보면 작은 글씨도 웬만한 것은 잘 보인다. 시력이 좋아지면서 EYE VISION은 책상 서랍에 그냥 보관만 하고 있다. 시력이 좋아지는 기적 같은 상황을 경험하면서 주변에도 추천하고 있다.

자연과 더불어 살아온 인류가 자연과 멀어지면서 많은 질병들을 겪고 있다. 맨발 걷기를 하면 자연과 직접 소통하게 된다. 최소한의 소통 창구가 열리는 것이다. 그로 인해 지압효과와 접지효과를 가져와 건강한 삶을 살 수 있다. 지압효과로 혈액순환을 원활하게 하여 면역력을 가지게 된다. 접지효과로 내 몸 안의 활성산소의 양전하를 땅의 음전하로 중화 시켜 활성산소로 초래된 암을 비롯한 질병을 치료할 수 있게 된다.

내 주변에서 적당한 흙이나 모래, 진흙땅을 찾아서 맨발 걷기를 매일 실천하면 된다. 맨발 걷는 시간은 매일 40분~1시간 정도 하면 된다. 단, 질병 치유의 목적을 성취하려면 매일 1시간~2시간을 걸어야 한다. 시선 은 전방 1m~2m를 주시하면서 한눈팔지 말고 내가 내딛는 곳의 상황을 반드시 살펴서 안전하게 걷는다. 맨발 걷기는 비가 와도 눈이 와도 실천 할 수 있다.

\<중년 건강을 위한 최소한의 실천 노트\>

맨발 걷기를 꾸준히 하면 건강상 기적을 경험할 수 있다. 맨발 걷기 효과를 보려면 40분~1시간을 걸으면 된다. 질병 치유가 목적이면 매일 1시간~2시간 정도 걸어야 한다. 흙, 모래, 진흙이 깔린 곳은 모두 가능하다. 모래는 표면 아래에 유리 조각, 쇳조각 등이 있을 수 있으므로 신중해야 한다. 단, 콘크리트와 아스팔트 바닥은 지압효과만 있고 접지효과는 얻을 수 없으므로 주의해야 한다. 비가 오거나, 눈이 와도 효과가 있으나 추위에는 대비가 필요하다. 반드시 발을 딛는 곳을 살피면서 조심해서 걸어야 한다.

☞ **흙이나 진흙이 깔린 곳에서 맨발로 40분~1시간 정도 걷기를 실천해 보자.**

∥ 07 ∥

아파서 못 걷는 게 아니라 걷지 않아서 아프다

길거리를 거닐다 보면 근래에 들어 비만인 사람들이 많이 증가되었음을 알 수 있다. 가끔은 '저렇게 살이 쪄도 정상적인 생활이 가능할까' 하는 의심스러운 수준의 사람도 쉽게 눈에 띈다.

사람은 유전적으로 움식이도록 설계되어 있다. 움직이지 않으면 비만이 되고, 운이 좋아 비만이 되지 않아도 건강에는 좋지 않다. 젊은 사람들도 마찬가지이지만 중년 이상 나이가 들면서 체형이 굵어지는 것을 대부분의 사람들이 당연하게 받아들인다. 섭취하는 음식량은 별 차이가 없는데 움직이지 않으니 영양 과잉으로 살이 찌는 것이다. 그것이 처음에는 단순히 체형이 굵어지는 것으로 나타나다가 나중에는 비만으로 발전하는 것이다. 살이 잘 찌지 않는 사람들도 있다. 이들도 운동하지 않고 움직이지 않으면 비만은 아니지만 여러 질병에 노출된다. 계단을 두고 에스컬레이터를 타고 엘리베이터를 탄다.

지하철역이나 KTX역, 기차역 등을 이용하면서 보면 에스컬레이터를 타는 사람이 대부분이다. 이들 시설에는 항상 계단과 에스컬레이터가 동시에 설치되어 있다. 백화점이나 대형 마트는 계단과 에스컬레이터가 완전히 분리되어 있기 때문에, 에스컬레이터를 활용치 않으면 동선이 이탈되어 쇼핑을 하는 데 지장이 있을 수 있다. 그러나 지하철역, KTX역, 기차역은 계단과 에스컬레이터가 동일한 동선인데도 사람들은 대부분 편한 에스컬레이터를 이용한다. 움직이지 않고 편안함을 추구하는 것은 시골 사람이나 도시 사람 모두 비슷하다.

나는 평일에는 시내버스를 타고 출퇴근하기 때문에 정류장까지 걷는다. 버스 시간이 정해져 있으면 미리 시간에 맞춰 걸어간다. 버스 시간이 정해져 있지 않으면, 빨리 뛰어가서 내가 원하는 노선의 버스를 운이 좋으면 타고 그렇지 않으면 환승해서 집에 온다. 주말에 영화를 보고 싶으면 미리 조조할인으로 예약한 후 시간에 맞춰 자전거를 타고 가서 본다. 어차피 운동할 겸 영화도 보는 것이다. 자전거는 일반 사이클이고 한번 타고 나가면 2시간 정도 탄다. 경험상 2시간 정도 타는 게 몸이 굉장히 개운하고 기분이 좋다.

대자연에서 자전거를 타면 계절이 가는 것도 알게 되고, 가끔은 안 풀리던 문제에 대한 아이디어도 갑자기 머리에 떠올라 해결된다. 확 트인 대자연에 나가면 창조적 아이디어가 잘 떠오른다는 말이 있는데 맞는 말이다. 마트나 아파트, 기타 주차장에 차를 주차할 때도 좀 멀리 넓은 곳에 주차하고 좀 더 걷는 편이다. 나는 15층 높이의 아파트에 5층에서 살고 있다. 만일을 생각해서 높은 층수의 아파트를 원래 좋아하지 않는다. 5층에 살다 보니 엘리베이터가 높은 층에 있거나 이동 중이면 계단으로 걸어 다니는 편이다. 걸어가면 엘리베이터를 타는 것과 비교하여 이동속도도 별 차이가 없다.

지속적으로 건강하게 살려면 몸을 움직이고 운동을 해야 한다. 운동 중에서 가장 기본이 되는 운동이 걷기 운동이다. 일상생활에서도 걷는 것이 기본이고 걷기 운동만 제대로 하면 거의 대부분의 질병이 예방되고 치유될 수 있다. 한국인의 평균 보행량은 일반 성인은 하루 5,800보, 자가용 이용 성인은 3,600보이다. 자가용 이용자의 걷기량은 운동의 효과를 가져오기에는 부족하다. 걸을 때, 시선은 전방을 바라보고 보폭은 평소보다 10cm 정도 넓게 하여 빠르게 걸으면 된다. 그러면 접지는 자연적으로 발뒤꿈치 → 발바닥 → 발가락 순으로 하게 된다.

맨발 걷기는 속도보다 시간이 중요하다. 40분에서 1시간 정도 걸으면 된다. 단, 질병 치유가 목적이면 1시간에서 2시간을 걸어야 한다. 안전을 위해 시선은 전방 1m 혹은 2m 앞을 봐야 한다. 맨발 걷기를 하면 지압효과와 접지효과로 대부분의 질병을 치유할 수 있다. 지압효과로 자기 몸 무게의 1.5배에 달하는 하중으로 발바닥에 압력을 가해서 혈액순환을 원활하게 하여 면역력을 증진한다. 접지효과로 몸 안의 과도한 활성산소의 양전하가 땅의 음전하로 중화되어 소멸된다. 그러면 활성산소로 초래된 모든 질병이 치유된다. 나도 한여름 30도 날씨에 1시간 20분 넘게 뒷동산 등산길을 걸은 적이 있다. 지칠 줄 알았는데 전혀 피로감이 없었다.

남자들도 집에 있으면 자신이 할 일을 해야 하고, 필요하면 남녀 구분 없이 스스로 필요한 일을 해결하면서 살아야 한다. 평일에는 내가 출근해야 하기 때문에 아내가 아침과 저녁을 차려 준다. 점심은 회사에서 먹는다. 평소에 내가 먹은 것은 내가 설거지한다. 주말에는 특별하지 않으면, 아내의 손을 빌리지 않고 내가 냉장고에서 밥과 반찬을 꺼내서 차려 먹고 설거지도 내가 한다. 설거지를 하고 난 뒤에는 식탁 위나 싱크대 위를 닦는다.

사람은 움직이도록 설계되어 있다. 내가 보기에 건강한 사람도 병원에 한 달만 입원해 있으면 병이 생길 것 같다. 병원이든 집이든 어느 곳에 있든 사람은 움직이지 않고 갇혀 있으면 질병에 노출된다고 본다. 금방 크게 건강을 잃지는 않겠지만 서서히 망가지는 것이다. 지속적으로 건강한 삶을 유지하려면 반드시 몸을 움직이고 운동을 해줘야 한다.

맨발 걷기를 매일 1시간에서 2시간 정도 하게 되면 지압효과와 접지효과로 모든 질병이 치유된다. 맨발 걷기를 할 때는 반드시 전방 1m 혹은 2m 앞을 보고 조심해서 걸어야 한다.

<중년 건강을 위한 최소한의 실천 노트>

──────────────── ── ·· ── ◀

사람이든 기계이든 움직이지 않으면 아프거나 고장이 나게 되어 있다. 사람의 움직임은 걷기가 기본이다. 그리고 제대로 걷기만 해도 거의 모든 질병에서 자유로울 수 있다. 쉬운 말로 빠르게 걸으면 된다. 빠르게 걸으면 전방을 멀리 보게 되고 팔을 씩씩하게 흔들게 되고 숨도 차게 된다. 당연히 보폭도 거기에 맞춰져 10cm 정도 넓어진다. 일상에서 버려지는 모든 공간에서 빠르게 걸으면 된다.

☞ 평소에 빠르게 걷기를 제대로 실천하여 질병을 예방하자.

건강을 부르는
최소한의 운동습관 만들기

4장

근육 만들기에 늦은 나이는 없다

　나이가 많이 든 노인들을 보면 신체의 균형이 잘 잡힌 사람들을 보기 어렵다. 대부분 세월이 흐르는 대로 묻혀 산다. 인생을 살아가면서 건강에서 멀어지는 길을 가게 된다. 인생을 살아가면서 건강에서 멀어지는 것을 당연하게 여긴다. 이러한 생각이 잠재의식에 내재해 있으니 당연히 그러한 상황을 끌어당긴다. 악순환의 고리에 빠진 것이다. 인생에서 건강이 전부는 아니다. 그러나 건강치 못하면 삶이 지속될 수 없다. 이른 나이에 죽을 수도 있다. 꿈과 소망 성취를 해볼 겨를없이 생을 마감하는 것이다.

　누구나 언젠가는 죽지만 태어난 이상 꿈과 소명을 이루어 보고 죽어야 눈을 감는 순간 보람을 가질 것이다. 그러려면 건강한 인생을 살다가 건강하게 이 세상을 떠나야 한다. 건강치 않으면 오로지 거기에 매몰되어 치료에만 시간을 빼앗기게 된다. 소중한 인생 시간을 병원에서 보내거나 병원을 통근하는 데 아깝게 사용하게 되는 것이다. 건강하다면 자신의 소망 성취를 지속적으로 재미있고 즐겁게 추구할 수 있다.

근감소증은 근육을 구성하는 근섬유 수가 줄어드는 증상이다. 근감소증은 노화에 따라 근육량이 줄어들고 근력 기능이 저하되는 질환이다. 2016년 미국 질병통제예방센터(CDC)가 근감소증을 처음 질병으로 인정했다. 이후 2017년 세계보건기구(WHO)에서도 공식적인 질병으로 인정했다. 국내에서는 2021년에 질병으로 정식 등록됐다. 그러므로 근감소증은 정상적인 상황이 아니고 병이다. 근감소증은 근육량, 근력, 신체기능이 저하되면서 발생한다. 노인뿐만 아니라 중년에서도 생길 수 있는 질병이다. 근감소증은 척추 협착증과 같은 퇴행성 질환이나 고혈압, 당뇨 등 만성 질환의 영향으로 발생할 수도 있다.

국내 기준 60세 이후 근감소증 유병률은 여자 30.7%, 남자 21.6%이다. 10명 중 2~3명은 근감소증이다. 중년 이후에 기력이 부족하거나 기운이 떨어지는 증상이 나타날 수 있는데, 이는 노화로 인한 근력 약화 때문에 발생하는 일반적인 증상이다. 그러나 힘이 심하게 약해지거나 운동 능력이 저하되면 근감소증을 의심해 봐야 한다. 근감소증이 있는 남성 노인은 사망 또는 요양병원에 입원한 비율이 정상 노인보다 5.2배 높았고, 여성 노인은 사망 및 입원율이 2.2배 더 높았다. 근육량은 40대~70대는

10년마다 8%씩 감소하고 70대 이후에는 10년마다 15%씩 감소한다.

근감소증 의심 증상으로는 다음과 같은 다섯 항목이 있다.

1. 물건을 잘 들지 못한다.
2. 계단 오르기가 어렵다.
3. 자주 넘어진다.
4. 일부러 체중을 뺀 것이 아닌데 최근 체중이 많이 줄어들었다. (1년에 몸 무게가 10% 이상 줄어들었다)
5. 종아리 둘레가 줄어 많이 가늘어졌다.

근감소증 자가진단 테스트이다. 다섯 항목으로 길지 않으니 체크해 보자.

1. 무게 4.5kg을 들어서 나르는 것이 얼마나 어려운가요?
2. 방 안 한쪽 끝에서 다른 쪽 끝까지 걷는 것이 얼마나 어려운가요?
3. 의자(휠체어)에서 일어나 침대(잠자리)로, 혹은 침대(잠자리)에서 일어나 의자(휠체어)로 이동하는 것이 얼마나 어려운가요?
4. 10개의 계단을 쉬지 않고 오르는 것이 얼마나 어려운가요?

1~4번 항목은 이렇게 채점한다.

전혀 어렵지 않다 - 0점

좀 어렵다 - 1점

매우 어렵다 / 할 수 없다 / 보조기를 사용해야만 가능(2번) - 2점

다른 이의 도움 없이는 할 수 없다(3번) - 2점

5. 지난 1년 동안 몇 번이나 넘어지셨나요?

5번 항목은 이렇게 채점한다.

전혀 없다 - 0점

1~3회 - 1점

4회 이상 - 2점

1~5번 항목의 점수 총합이 4점 이상이면 근감소증을 강하게 의심해 봐야
한다. 전문의의 진단이 필요하다.

근감소증 확진은 병원을 방문하여 전문적인 체성분 분석을 통해 판단
한다. 팔다리 각각의 근육량을 정확히 측정하고 나서 모두 더한 무게(kg)
를 신장의 제곱(㎡)으로 나눈다. 이 수치가 남성은 7.0, 여성은 5.4 이하
이면 근감소증으로 확진한다. 건강한 정상인은 이 수치가 남성 7.0 이상,

여성 5.4 이상이어야 한다. 75세 이상의 고령자와 만성질환자는 근감소증 고위험군에 속하므로 특히 주의가 필요하다.

약 10개월 전인 2022년 7월에 우연히 팔씨름 유튜브를 시청하다가 나도 굵은 팔뚝을 키워보면 어떨까 생각했다. 팔뚝을 키우는 데 효율적인 아령 운동은 해머컬, 리스트컬, 리버스컬 운동이다. 해머컬 운동은 아령을 들고 아래에서 위로 180도 올렸다 내렸다를 반복하는 것이다. 리스트컬(손바닥이 위)과 리버스컬(손바닥이 아래)은 아령을 손에 쥐고 의자 팔걸이에 올려서 손목을 아래위로 반복하는 운동이다. 해머컬은 17kg짜리 아령으로, 리스트컬과 리버스컬은 8kg짜리 아령으로 운동했다. 하지만 애초에 내가 운동을 하려고 한 이유는 건강관리이다. 그래서 초심으로 돌아가게 되었고, 팔뚝을 키우려는 운동은 2023년 7월 5일부터 그만두었다.

근감소증을 해소하기 위해서는 운동하기와 단백질 등 영양소 섭취 2가지를 해야 한다.

나이가 들어 노인이 되면 내 나이에도 운동을 하면 근육이 생길까 의심하는 사람이 많다. 통계적으로 보면 70대, 90대에도 단단한 근육을 가진 사람들이 있다. 근육 만들기에 늦은 나이는 없다. 운동을 정확히 꾸준히 하면 근육량과 근력을 키울 수 있는 것이다. 꾸준히 하는 운동습관을 만들었다면 근육 만들기의 절반을 성공한 것이다. 근력운동은 일주일에 3회~4회 몸에 무리가 안 되게 규칙적이고 꾸준히 하는 것이 중요하다. 시간은 20분~30분 정도 권장된다. 유산소운동과 함께 근력운동을 병행해야 좋다. 근육 운동 종목은 아령이나 역기 등 기구를 이용할 수도 있고 기구 없이 윗몸일으키기 등을 할 수 있다.

기구를 사용하여 운동을 시작할 때는 10회를 겨우 할 수 있는 무게로 시작한다. 이후에 운동을 반복함에 따라 그 무게가 가볍다고 느껴지면, 역시 10회를 겨우 할 수 있는 무게로 올리면 된다. 이런 식으로 무게 관리를 해야 짧은 시간에 효율적인 근력운동이 가능하다. 나중에는 횟수를 올리고 무게를 내릴 수도 있다.

근육 운동 순서는 내가 원하는 신체 부위별 운동을 골고루 배치하여 하는 것이 좋다. 나는 아령 운동을 할 때 7종목을 순서대로 하고 있다. 순서에 따라 운동 중간에 맨손 운동을 하기도 하고 하지 않기도 한다. 한 종목 운동이 끝나고 다음 종목 운동과 근육 피로도가 겹친다고 생각되면, 중간에 맨손 운동 10회를 하여 몸을 풀어준 후에 그다음 종목의 운동을 하는 것이다.

근육 만들기에 도움이 되는 식품은 지방 함량이 낮으면서 단백질 함량이 높은 닭고기, 단백질과 비타민 A/B/D와 미네랄이 풍부한 달걀, 단백질과 근육조직에 좋은 아미노산이 풍부한 소고기이다. 또한 우리 몸에 에너지를 공급하기 위해 고구마, 바나나, 감자 등을 섭취한다. 국민영양조사 결과, 성인에게 권장되는 하루 단백질 섭취량은 체중 1kg당 0.8~1.2g(1g)이다. 체중 60kg이면 매일 60g의 단백질을 섭취해야 한다. 근감소증 환자는 체중 1kg당 1.2g의 단백질을 섭취해야 한다.

일반적인 상식과 달리 근육 만들기에 늦은 나이는 없다. 근력운동은 가벼운 무게나 저강도 운동으로부터 시작한다. 꾸준히 운동을 반복함에 따라, 내 몸의 미세한 반응을 보면서 무게나 운동의 강도를 높이면 효율적인 근력 강화 운동이 된다. 근력 형성에 도움이 되는 무게는 10회 반복을 겨우 할 수 있는 무게이다. 근육 운동은 일주일에 3회 이상 한다. 근육 운동은 자신이 원하는 효과를 위해 여러 종목을 순서대로 한다. 종목 사이에는 맨손 운동을 하여 몸의 피로를 풀어준다.

운동과 함께 제대로 된 영양을 섭취해야 근력 형성이 된다. 단백질과 탄수화물 등을 섭취하면 된다. 우유, 콩, 닭고기, 소고기, 달걀, 고구마, 바나나 등 생활환경 주변에 있는 식품들을 골고루 먹으면 된다. 음식 섭취로 부족하다면 단백질 보충제를 섭취할 수도 있다.

<중년 건강을 위한 최소한의 실천 노트>

조금만 관심을 가지면 80세가 넘어도 탄탄한 근력과 균형 잡힌 몸매를 가진 사람이 많은 것을 알 수 있다. 보디빌더가 되는 것은 모르겠지만 스스로의 건강을 위한 근육 만들기는 나이와 전혀 상관없이 가능하다. 시작은 전문가의 도움을 받거나 책을 사서 간접적인 도움을 받으면 된다. 자신에게 필요한 운동과 건강을 위해 필요한 운동들을 조합하여 일주일에 3번 이상 꾸준히 해야 한다. 무게로 하는 운동은 10번을 겨우 할 수 있는 무게가 근력을 키우는 데 적절하다.

☞ 2080 모두 근육 만들기에 늦은 나이는 없으므로, 근력운동을 시작해 보자.

‖ 02 ‖
하루 10분으로 평생 체력 만들기

나이가 많아지면서 많은 사람들이 운동의 필요성을 느끼게 된다. 젊었을 때는 괜찮았던 몸이 나이가 들면서 좋지 않은 증세를 보이기 때문이다. 평소 건강한 습관을 가지고 있었던 사람은 운 좋게 나이가 들어도 건강을 유지할 가능성이 높다. 그러나 대부분의 사람들은 자신도 모르게 좋지 못한 습관을 가지게 되고 그것이 누적되면 이상 증상이 나타난다. 처음에는 사소한 증상으로 시작하지만 즉시 조치를 하지 않으면 더 큰 병을 초래한다. 증상 초기에 곰곰이 생각해 보면 자신의 어떤 생활 태도 때문에 질병이 초래되었는지 알 수 있다.

모르면 의사를 방문하여 진단받고 배우면 된다. 제대로 진단하고 제대로 습관을 개선해야 고질적인 질병이 안 되도록 끊어낼 수 있다. 아까운 인생을 질병 치료에만 보내다가 이 세상을 떠나는 것은 너무나 안타깝다. 그러니 질병 초기에 질병을 치료하고 인생을 좀 더 유익하고 가치 있

4장 건강을 부르는 최소한의 운동습관 만들기

게 보내는 것이 보람찬 인생이 될 수 있다.

운동은 유산소운동과 무산소운동으로 크게 나눌 수 있다. 유산소운동은 지속적으로 힘을 내고 필요한 에너지를 호흡을 통해 얻는 운동이다. 심장 박동수가 증가하면 지방 연소를 통한 기초 체력이 함께 늘어나기 때문에 운동을 시작하는 사람들에게 우선적으로 권장된다. 심장 근육을 강화하고 심폐 능력을 향상시키는 데 도움을 준다. 걷기, 조깅, 자전거 타기, 수영, 등산 등이 대표적인 유산소운동이다.

무산소운동은 산소의 도움 없이 근육에 저장된 에너지를 이용하여 단번에 강한 힘을 내는 근력운동을 의미한다. 근력과 파워를 향상시키고 신진대사를 촉진한다. 웨이트 트레이닝, 윗몸일으키기, 스쿼트, 벤치 프레스, 역도, 팔굽혀 펴기, 단거리 달리기 등이 대표적인 무산소운동이다. 일반적으로 유산소운동은 무산소운동에 비해 시간이 더 필요하다. 무산소운동은 하루 10분 운동으로 평생 체력 만들기가 가능하다. 그러나 필요에 따라 유산소운동은 별도로 챙겨야 한다.

나는 주로 아령으로 무산소운동을 한다. 아령으로 5종목의 운동을 하고 그 중간에 윗몸일으키기와 일자형 완력기 운동을 한다. 아령의 무게는 17kg이고 한 손에 한 개씩 쥐고 운동한다. 아령의 무게를 최대 30kg

까지 올렸다가 17kg으로 줄여, 보다 쉽게 운동하는 대신 한꺼번에 반복하는 횟수를 10회에서 20회로 늘렸다. 아령 운동의 시작은 10kg으로 시작해서 30kg까지 계속 올렸었다. 왜냐하면 10회를 겨우 할 수 있는 무게로 운동을 해야 시간도 아끼고 운동의 효과도 좋기 때문이다. 30kg으로 운동한 종목은, 아령을 쥐고 아래에서 위로 180도 올리는 해머컬 운동과 앉았다 섰다를 반복하는 스쿼트 두 종목이 있다.

운동을 하는 장소는 아파트의 작은 방이다. 운동할 때는 반드시 베란다 창문을 완전히 연다. 한겨울에도 베란다 창문을 완전히 개방한다. 순간적인 힘을 사용해야 하므로 호흡할 때 신선한 산소가 필요함을 스스로 느끼기 때문이다. 가끔 영화나 책에서 보면 힘을 쓸 때 치아를 악물고 하는 경우를 본다. 내가 경험해 보니 힘을 쓰는 것과 치아를 악무는 것은 관계가 전혀 없다. 단지 치아에 상처만 줄 뿐이다.

나는 아령 운동을 하기 전에 반드시 준비운동을 한다. 가벼운 무게로 운동을 하면 솔직히 준비운동의 필요성을 못 느낀다. 지금은 최대 아령 무게를 많이 내렸으나 여전히 쉽지 않은 중량이다. 그래서 마음의 긴장을 풀고 몸도 풀어주기 위해 준비운동을 한다.

아령 운동을 시작하기 전, 내가 하는 준비운동은 다음과 같다.

1. 머리를 좌로 5회 돌린다.

2. 머리를 우로 5회 돌린다.

3. 손을 깍지 쥐고 허리를 좌우로 10회 돌린다.

4. 팔을 어깨 뒤에서 앞으로 5회 돌린다.

5. 팔을 어깨 앞에서 뒤로 5회 돌린다.

6. 양팔을 앞으로 나란히 한 상태에서 위로 하여 뒤로 5회 돌린다.

준비운동은 내 몸의 세포들을 깨우는 역할도 한다.

나는 무산소운동 7종목을 순서대로 한다. 처음 3종목은 아령으로, 그 다음은 일자형 완력기, 윗몸일으키기를 하고, 또 아령 운동 2종목을 한다. 윗몸일으키기를 제외하고 모든 운동은 서서 한다. 운동 7종목을 다음의 순서대로 한다.

1. 아령을 양손에 쥐고 아래에서 앞으로 90도 각도만큼 올리고 내린다. 팔은 굽히지 말고 똑바로 편 자세를 유지한다. 20회 반복을 한꺼번에 한다. 왼손과 오른손을 번갈아 10회씩 올리면서 운동한다. 아령을 바닥에 놓고 맨손으로 1번 운동을 10회 반복하여 피로를 푼다. 맨손 운동도 양팔을 번갈아 가면서 한다.

2. 아령을 두 손에 쥐고 어깨 위로 먼저 올린다. 그 상태에서 팔을 끝까지 뻗어 올렸다가 내린다. 양팔을 번갈아 올리고 내리고를 20회를 반복한다. 아령을 바닥에 놓고 2번 운동을 맨손으로 10회 반복하여 피로를 푼다.

3. 아령을 아래에서 바깥 방향으로 90도만큼 올리고 내림을 20회 반복한다. 팔은 굽히지 말고 똑바로 편 자세를 유지한다. 오른팔은 오른쪽으로 90도만큼 올리고 왼팔은 왼쪽으로 90도만큼 올린다. 3번 운동이 끝난 후에는 맨손 운동 없이 30초 정도 쉬었다가 60kgf짜리 일자형 완력기 운동을 한다.

4. 일자형 완력기 접기 20회를 20초에 실시한다. 일자형 완력기 운동 후 곧바로 윗몸일으키기를 한다. 완력기 운동과 윗몸일으키기도 서로 피로가 겹치는 운동이 아니기 때문에 곧바로 연달아 운동한다.

5. 윗몸일으키기 60회를 통상 55초 안에 한다. 혼자서 반듯하게 누워서 상체를 위로 70도 정도까지 올리기를 반복한다. 엉덩이 밑에는 메모리폼 욕실 매트를 깔고 운동한다. 매트를 깔아야 엉덩이 꼬리뼈에 상처가 나 피가 나는 것을 방지할 수 있다.

6. 아령을 쥐고 아래에서 위로 팔을 굽혀서 180도 올린다. 6번 운동 후 곧 바로 7번 스쿼트 운동을 한다. 두 운동 간에 피로 구역이 다르기 때문에 맨손 운동을 할 필요가 없다.

7. 아령을 양손에 쥐고 스쿼트 운동을 실시한다. 무릎을 세운 채로 90도 정도까지 앉았다가 서기를 반복한다.

아령 운동을 하는 시간은 평일인 화요일과 목요일, 새벽 4시 35분에 일어나서 한다. 아령 운동을 하고 아침을 먹고 회사에 출근한다. 일주일에 3회를 운동하는데 대체로 그다음은 토요일에 아령 운동을 한다. 이때는 아침에 하기도 하고 낮에 하기도 한다. 운동하는 데 걸리는 시간은 새벽에 하면 11분 걸리고, 낮에 하면 9분 걸린다. 새벽에는 몸이 덜 깨어서 시간이 더 걸린다. 운동시간은 준비운동까지 포함한 시간이다.

아령 운동을 할 때는 반드시 운동용 장갑을 끼고 해야 한다. 그렇지 않고 맨손으로 운동하면 손바닥에 굳은살이 박인다. 장갑 없이 한 달만 운동해도, 일상생활에 지장이 있을 정도로 굳은살이 생겨서 손톱깎이로 굳은살을 깎아내야 한다. 일반 목장갑을 끼고 운동하면 아령을 쥔 손이 미끄러져 아령을 놓칠 수도 있다. 손가락 부분이 아래 한 마디까지만 있고, 손바닥과 손가락에 가죽이 입혀진 일반 헬스 장갑을 끼면 충분하다.

나이가 들면 스스로 운동의 필요성을 느끼는 사람들이 많아진다. 몸에 여러 증상이 생기기 때문이다. 나는 몸에 기존과 다른 증상이 생기면, 그것은 내 몸이 나에게 변화를 시도하라는 말을 건넨 것으로 본다. 그래서 그 증상을 개선키 위해 노력한다. 운동에는 혈액순환에 도움이 되는 유산소운동과 근육 강화를 위한 무산소운동이 있는데, 내 경험상 근력운동은 하루 10분 정도의 시간으로도 가능하다. 아령이나 역기 혹은 기구 없이 하는 여러 종목의 운동을 적절히 배열하여 운동하면 된다. 일주일에 3회 운동하는 것이 적절하다.

<중년 건강을 위한 최소한의 실천 노트>

챙겨야 하는 운동은 유산소운동과 무산소(근력)운동이다. 유산소운동을 하려면 적절한 시간이 요구되지만 무산소운동은 10분만 해도 충분한 효과를 낼 수 있다. 일주일에 3번 10분씩만 운동해도 충분하다는 말이다. 처음부터 10분 정도 운동을 할 것이 아니라 스스로 무산소운동 종목을 발굴하여 운동 효과가 있는 시스템을 발굴해야 한다. 나는 다양한 운동을 할 수 있는 아령과, 어깨와 팔근육을 키우는 일자형 완력기, 배 근력을 키울 수 있는 윗몸일으키기 3가지를 조합하여 운동한다. 당연히 평생을 할 각오로 운동하고 있다.

☞ 효과 있는 무산소운동 시스템을 만들어 평생 체력을 만들어 보자.

인생 운동이란 무엇인가?

나이가 많아지면서 많은 사람들이 운동의 필요성을 느끼게 된다. 젊었을 때는 괜찮았던 몸이 나이가 들면서 어떤 좋지 않은 증세를 나타내기 때문이다. 그래서 운동을 시작해 보지만 꾸준히 지속하는 경우는 드물다. 자신이 하고 싶은 운동과 실제로 하게 되는 운동이 다를 수도 있다. 자신이 하고 싶은 운동을 환경적 여건이 안 되어 못 하는 경우도 있다. 자신이 무슨 운동을 좋아하는지 몰라 남들이 하는 운동들을 맹목적으로 따라 하기도 한다. 자신에게 필요한 운동이 무엇인지 몰라 이 운동 저 운동을 해 보기도 한다.

운동을 어떻게 해야 하는지 몰라서 단발성으로 혹은 격주 단위로 할 수도 있다. 운동을 반드시 단체로 해야 하는 것으로 잘못 알고 운동을 할 수도 있다. 운동을 반드시 헬스클럽에 가서 해야만 하는 것으로 잘못 알고 운동을 할 수도 있다. 이와 같이 내가 원하는 운동이 뭔지, 내가 운동을 해서 무엇을 얻을 것인지, 내가 지속 가능하게 할 수 있는 운동이 뭔지 모르면 자신의 운동을 찾을 수 없다.

나에게 맞는 운동을 찾아내면 평생을 함께할 수 있다. 운동을 내 삶의 일부라고 생각하면서 계속할 수 있다. 굳이 이 운동 저 운동을 한다고 철새처럼 바꿔야 할 필요가 없다. 자신에게 맞는 운동을 하면 건강을 유지할 수 있다. 운동을 하고 나면 삶의 활력도 찾고 인생을 사는 데 자신감도 가질 수 있다. 그러면 나에게 맞는 운동을 어떻게 찾아야 하는지가 문제이다. 나에게 필요한 운동이 뭔지는 스스로 찾을 수도 있으나 모르면 헬스클럽이나 전문의와 상의해야 한다. 어떤 증세를 개선한다면 좀 더 쉽게 필요한 운동이 뭔지 알 수 있다. 고혈압, 고지혈증 등 혈압 관련 질환을 갖고 있다면 유산소운동을 시작하면 된다.

초기에는 저강도로 시작해서 몸이 건강을 회복하면 강도를 높이면 된다. 만약 건강이 완전히 회복된다면 그 상태를 어떻게 지속 가능하게 유지할지 해법을 찾아야 한다. 운동하는 장소도 스스로가 원하는 게 뭔지를 알아야 결정할 수 있다. 의지가 약해서 누군가 반드시 챙겨줘야 운동한다면 헬스클럽 등에 등록하여 운동하면 된다. 아니면 의지가 강해 스스로 얼마든지 운동할 수 있다면 집에서 운동하는 것이 맞다. 헬스클럽 왕복하느라 드는 시간과 비용도 아낄 수 있다. 나에게 맞는 운동을 찾았으면 그에 따른 장비를 갖춰야 하는 경우도 있다.

예를 들면 자전거 타기이다. 자전거도 산악형 자전거를 탈 것인지 평지를 위주로 사이클 자전거를 탈 것인지 자신에게 물어봐야 한다. 인생 전체를 놓고 스스로 판단해서 결정하면 된다. 산악형 자전거를 탄다면 안전을 확보하고 위험을 방지하기 위해 자전거를 구매하는 데 얼마간 비용이 들어갈 수 있다. 그러나 건강을 위해서 평지에서 자전거를 탄다면 굳이 비싼 자전거는 필요 없다. 일반 사이클 자전거이면 충분하다. 가끔 자신이 뭘 원하는지 모르고, 무턱대고 비싼 자전거를 찾는 사람을 보는데, 이것은 본질에서 벗어나는 상황이다.

나에게 맞는 인생 운동을 찾았다면 이 운동을 평생 한다는 각오로 하면 된다. 물론 특정 운동을 고집할 필요는 없다. 필요에 따라 상황에 따라 운동 종목을 바꿀 수는 있다. 그래서 자신의 운동을 찾아 하다 보면, 자신에게 맞고 재미있고 마음도 편하고 하지 않으면 허전하기도 하다. 여러 운동을 기웃거릴 필요가 없다는 것이다.

나는 아마도 중학교 3학년 때부터 자전거를 탄 기억이 있다. 넉넉지 못한 살림에 아버지가 중고 자전거를 사 주셨다. 고등학교 3년도 자전거를 타고 등하교를 했다. 회사에 입사하고 나서도 얼마간 자전거를 탔다. 이후에는 편두통을 겪으면서 건강을 위해서 본격적으로 자전거를 타고 있다. 주말과 휴일에는 야외에서 자전거를 타고, 출근해야 하는 평일에는 실내 자전거를 타고 있다. 나는 자전거 타기를 유산소운동으로 여기고 타고 있다. 나의 인생 유산소운동은 자전거 타기인 것이다.

중년에 접어들면 운동도 정착하는 것이 현명할 것 같다. 이 운동 저 운동 정처 없이 하지 말고 자신에게 맞는 제대로 된 운동을 찾아서 하는 것이다. 운동하려는 목적에 따라 운동 종목을 고르면 된다. 살 빼기가 목적이면 체지방 감소에 도움이 되는 운동을 하고, 나이가 들어 근력감소가 걱정이면 근력 강화에 도움이 되는 운동을 하면 된다. 먼저 운동 목적을 세우고 그 목적에 맞는 효과적인 운동을 선택하면 된다. 선택을 할 때는 내가 이 운동을 할 때 즐거운지 행복한지가 중요하다. 즐겁지 않고 행복하지 않으면 평생 운동으로 하여서는 안 된다. 내가 이 운동을 꾸준히 지속적으로 할 수 있는지도 중요하다.

요즘은 100세 시대이기 때문에 더더욱 인생 운동이 필요하다. 나이가 들어 병원에 입원해서 생활하거나 병원을 매일 출퇴근하면 장수한들 무슨 소용이 있겠는가. 운동은 단순히 오래 살기 위한 방편이 아니다. 정신적으로 육체적으로 건강하게 살기 위한 것이다. 그래야 삶을 마칠 때까지 자신의 자존감을 가질 수 있다. 그러니 나이가 들수록 유산소운동과 근력운동은 선택이 아니라 필수다. 왜냐하면 노화는 누구나 피할 수 없고 인체 또한 그에 따라 기능이 떨어질 수 있기 때문이다. 나이가 들수록 젊었을 때보다 운동이 더 필요하다.

나는 고등학교 때 플라스틱으로 된 아령으로 운동을 했었다. 바깥은 플라스틱인데 그 안에 아마도 모래 같은 게 들어있었던 것으로 기억한다. 또 역기 모양의 시커먼 기어 뭉치 같은 쇠붙이로 역기 운동도 했었다. 몸이 약해 어렸을 때부터 근력을 기르는 운동에 관심이 많았다. 군대 제대 이후에도 역기와 덤벨로 꾸준히 운동해 왔었다.

역기 위주로 운동을 하다 보니 어깨 관절에서 뚝뚝 소리가 나기 시작했다. 팔을 흔들거나 하면 어깨 관절에서 소리가 나는 것이었다. 처음에는 아주 가끔 나다가 나중에는 자주 소리가 나게 됐고, 생각이 깊어졌다. 역기로는 운동할 수 있는 게 아주 한정적이다. 역기 운동 중에는 유일하게 스쿼트만 다리 근육을 사용한다.

역기 운동은 어깨로만 운동하는 것이기에 운동 방향도 제한적이다. 다양한 방향으로 운동하면 어깨 관절 소리가 나는 것을 해결할 수 있을 것 같았다. 그래서 아령을 10kg짜리 2개를 사서 운동하기 시작했다. 내 몸에 맞게 서서히 아령 중량도 올려가면서 운동 강도를 높였다. 지금은

17kg짜리 아령으로 운동한다. 아령으로는 5종목 운동을 한다. 내 인생 근력운동은 아령이다. 물론 아령 운동 때 하는 일자형 완력기와 윗몸일으키기도 나의 인생 운동이다.

청춘이면 몰라도, 중년을 지나면 운동도 스스로에게 맞는 종목을 골라서 꾸준히 하는 게 중요하다. 인생 운동을 선택해서 하는 것이다. 운동을 통해서 내가 원하는 효과를 얻는 것이 운동의 목적이다. 목적에 맞는 운동을 선택해서 꾸준히 행복하게 하는 것이다. 혈관 관리와 질병 예방 혹은 질병 치료에 도움이 되는 유산소운동과 근력 강화를 위한 무산소운동을 선별해서 꾸준히 하는 것이다.

처음에는 저강도로 시작해서 강도를 올려가면 된다. 그래야 운동 효과가 지속될 수 있다. 다만 강도를 올린다고 계속 올릴 수는 없다. 안정기가 되면 효율적으로 반복 운동을 하면 된다. 운동의 취지는 단순히 오래 살기가 아니고 건강하게 살기 위해서이다. 꾸준히 인생 운동을 하면 건강을 충분히 챙길 수 있다. 그러면 100세 시대가 진정 행복한 삶이 된다고 확신한다.

<중년 건강을 위한 최소한의 실천 노트>

누구에게나 평생을 함께하는 운동이 있으면 정말로 행복한 인생이 될 수 있다. 왜냐하면, 그 운동으로 평생 건강을 지킬 수 있으니까. 건강치 않으면 장수해 본들 행복할 수는 없다. 인생 운동은 심폐기능 강화로 질병 치료에 도움이 되는 유산소운동과, 코어 근육을 비롯한 근력 강화와 뼈 건강 강화에 도움이 되는 무산소운동을 함께 해야 한다. 자신에게 필요하고 맞는 유산소운동과 무산소운동을 발굴하여 평생을 함께하면 그보다 가치 있는 일도 없을 것이다.

☞ 유산소운동과 무산소운동 두 축으로 된 인생 운동으로 평생 건강을 챙기자.

‖ 04 ‖

성공한 사람에게는 독서와 운동 습관이 있다

젊은 사람이나 나이 든 사람이나 누구나 성공을 꿈꾼다. 어렸을 때부터 성공과 관련된 환경에서 자라면 자연적으로 성공의 길로 가게 된다. 각자가 꿈꾸는 성공은 다르겠지만, 그래도 성공이란 환경에 노출된 사람은 그렇지 않은 사람들보다 목적하는 곳으로 빨리 갈 수 있다. 하지만 그런 환경이 아니라면 앞서 성공한 사람들을 배우거나 따라 해야 한다. 모방에서 창조가 나올 수 있다.

워런 버핏은 주식투자만으로 전 세계에서 가장 부유한 인물들 중 한 명이 되었다. 워런 버핏의 아버지 하워드 호먼 버핏은 주식중개인이었다. 어린 워런 버핏은 아버지의 환경적 요소를 직접적이든 간접적이든 보고 배웠을 것이다. 칭기즈칸의 아버지 예수게이는 보르지긴족의 부족장이었다. 부족장인 아버지의 환경으로부터 보고 배운 바가 있었을 것이다. 위대한 인물들은 단순한 깨침의 차원을 넘어 원대한 업적을 이룬다.

칭기즈칸 또한 세계 최고의 정복자가 되었다. 현대인들 또한 주변에 그러한 성공자의 환경이 없으면 스스로 그러한 환경을 만들어야 성공할 수 있다.

정신을 위한 양식은 독서이고 몸을 위한 양식은 운동이다. 독서를 하지 않으면 정신이 병들고 운동을 하지 않으면 몸이 병든다. 정신은 독서를 통해 충전하고 몸은 운동과 휴식을 통해 충전한다. 원시 수렵시대에는 독서가 중요하지 않았다. 그 당시에는 적을 죽이거나 동물을 사냥해 당장 먹고 사는 문제가 가장 시급했었다. 그러나 인류의 문명이 고도화되면서 책이 중요하게 대두되었다. 책이 중요하게 된 이유는, 우리의 뇌에 영향을 주어 보다 발전된 삶을 살 수 있게 해주기 때문이다. 독서는 우리의 뇌에 영향을 준다. 이런 계기로 현대 시대에 책은 성공을 위한 중요한 요소로 자리 잡았다.

고대 원시시대나 농경시대만 하더라도 특별히 운동이 필요 없었을 것이다. 왜냐하면, 의식주 생활 자체가 요즘의 웬만한 운동을 뛰어넘을 만큼의 활동량을 갖고 있었기 때문이다. 삶 자체의 움직임이 운동과 같은 역할을 했을 것이다. 정신을 위해 독서를 해야 하고 육체를 위해 운동을 해야 한다. 독서와 운동은 따로따로 존재해야 할 것이 아니라 조화를 이루어 존재해야 한다. 정신과 육체가 조화를 이루듯이 독서와 운동도 조화를 이루어야 한다. 그래야 인생이 균형 있게 흘러간다.

내가 관심을 가지는 분야는 마음을 다스리는 것, 워런 버핏의 가치 주식투자에 관한 것, 단기 주식투자에 관한 것, 부동산 투자에 관한 것이다. 이와 관련된 4권의 책을 매일 2장씩 읽고 있다. 과거에 읽어보아서 좋다고 판단한 분야별 책 2~3권을 소장하면서 꾸준히 읽으려고 한다. 최근에는 독서법을 배워서 전보다는 좀 더 효율적으로 독서하려고 노력하고 있다. 독서는 목차를 먼저 보고 연필로 밑줄을 그어, 나중에 볼 때는 밑줄 친 부위 위주로 읽어서 핵심을 파악하고 시간을 절약하려고 한다. 최근에 관심이 가는 분야는 삶과 죽음 그리고 의식세계에 관한 것이다.

운동은 유산소운동은 자전거 타기 위주로 하고 있다. 평일에는 직장생활 때문에 야외로 나가서 자전거를 탈 수 없기 때문에, 저녁 9시 뉴스를 보면서 실내 자전거를 25분 정도 탄다. 주말에는 약 2시간을 타는데, 집에서 1시간을 타고 가서 자전거에서 내려 쉬다가 돌아온다. 가끔 조조할인 영화를 보러 가거나 치과에 갈 때도 자전거를 타고 간다. 이때도 2시간 내외로 타게 된다. 1시간 정도 타고 가면 목적지가 있다.

무산소운동은 아령 운동으로 하고 있다. 일주일에 3회 운동을 하고 한번에 10분 내외로 순서대로 운동한다. 운동 전에는 반드시 준비운동을 하고 운동 사이에는 피로를 풀기 위해 맨손 운동도 한다. 나이가 들면서 자연적으로 독서와 운동을 병행하게 되었다. 지금에 와서 생각해 보니 참으로 잘된 습관인 것 같다.

최상위 성공자들의 공통점은 독서를 매일 꾸준히 한다는 것이다. 성공한 사람들 중에 정말 독서하지 않는 사람은 없다. 그리고, 매일 꾸준히 운동을 한다. 운동을 하면 좋은 게 삶을 위한 에너지가 충만해진다는 것이다. 인생을 살아가려면 에너지가 중요하다. 그래서 충분한 수면과 휴식을 취한다. 충분한 수면을 취하지 못하면, 집중력이 떨어지고 기억력도 떨어져 지속적인 성공에서 멀어질 수 있다. 기운을 돋우고 영양을 채우는 음식을 섭취해 에너지를 채워야 한다.

마이크로소프트 창업자 빌 게이츠는 7시에 일어나고 1시간 동안 러닝 머신으로 운동하고, 잠들기 전에 1시간씩 책을 읽는다. 테슬라 CEO 일론 머스크는 7시에 일어나고 매일 아침 30분간 독서하고 운동 후 출근한다. 트위터의 CEO 잭 도시는 5시에 일어나고 매일 아침 30분간 독서하고 30분간 조깅한다. 워런 버핏은 하루 8시간 이상 자고 6시 40분에 일어난다. 아침에 신문과 책을 읽고 하루의 80%를 독서로 보낸다. 코카콜라 주주이기도 한 그는 하루에 5캔의 콜라를 먹는다.

이번에 독서법을 바꾸기 전까지 나는 정말 정독으로 책을 읽었다. 지금 생각해 보니 참으로 미련한 행동이었다. 다 읽어야 할 내용도 아니고 그만한 깨달음도 주지도 않는데, 꾸역꾸역 처음부터 끝까지 읽은 과거의 내가 안타깝다. 요즘은 어떤 책을 보면 목차 위주로 보려고 한다. 책의 내용이 좋아 소장해 놓고 두고두고 보는 책은 연필로 밑줄을 그어 나중에는 그 부분 위주로 읽는다. 시간을 절약하고 핵심을 취하기 위해서이다.

나는 서점에 나와 있는 베스트셀러에는 오히려 손이 가지 않는다. 내 관심이 가는 분야가 거의 아니기 때문이다. 관심이 가는 분야는 여러 권의 책을 계속 사서 읽는 편이다. 삶과 죽음에 관한 책과 한국 고대사에 관한 책을 현재 수평 독서법으로 읽으려고 하고 있다. 삶과 죽음에 대한 의식이 인생사에서 제일 중요한 것 같기 때문이다. 또한 한국의 고대사가 너무나 많이 왜곡되어 있음을 알고 있기에 반드시 바로잡아야 한다. 역사 바로 세우기에 일조를 하고 싶다.

유산소운동으로 자전거 타기만 해 왔었다. 만약에 주말에 비가 오면 외부에 나가 자전거를 타기가 어렵다. 비가 오면 맨발 걷기를 할 생각이다. 전에는 집에서 그냥 쉬었었는데 맨발 걷기가 너무나 질병 관리에 효과가 좋아 그렇게 할 생각이다. 현재는 건강에 이상은 없지만 건강 예방 차원에서 맨발 걷기를 할 생각이다. 걷는 시간은 1시간 30분을 목표로 하고 있다. 45분 정도를 가서 잠시 쉬었다가 돌아오는 코스를 생각하고 있다. 유산소운동으로 자전거 타기와 맨발 걷기를 한다. 비가 와도 맨발 걷기의 지압효과와 접지효과에는 전혀 지장이 없기 때문이다.

생각이 바뀌면 행동이 바뀌고, 행동이 바뀌면 습관이 바뀌고, 습관이 바뀌면 인생이 바뀐다는 말이 있다. 성공하려면 습관이 중요하다. 습관이 인생을 만드는 것이다. 성공한 사람들의 습관을 보고 배우는 것도 인생을 살아가는 전략이 될 수 있다. 성공한 사람들은 모두 반드시 독서를 한다. 운동 또한 성공한 대부분의 사람들이 하고 있다.

독서를 해야 정신에 영양을 지속적으로 공급할 수 있다. 정신에 영양을 공급받아야 성공을 지속적으로 이어갈 수가 있다. 운동을 해서 몸이 건강해져야 성공을 지속할 수 있다. 건강치 않으면 성공을 지속할 수도 없고 이 세상을 떠날 수도 있기 때문이다. 그래서 성공자 대부분은 독서와 운동을 꾸준히 한다. 그래야 성공도 지속 가능해지고 삶 또한 지속 가능해지기 때문이다.

<중년 건강을 위한 최소한의 실천 노트>

성공하려면 다양한 경험과 지혜가 있어야 한다. 다양한 경험과 지혜를 얻는 최고의 방법은 독서이다. 성공을 지속하고 삶을 건강하게 지속하는 것은 모든 사람에게 중요하다. 특히 성공하려는 사람에게는 더욱더 중요하다. 성공을 지속하려면 정신의 양식인 독서를 해야 하고, 삶을 건강하게 지속하려면 몸의 양식인 운동을 해야 한다.

☞ 정신의 양식인 독서와 몸의 양식인 운동으로 성공도 하고 건강도 챙기자.

‖ 05 ‖
당신 몸에 맞는 유산소운동 찾기

 사람들은 중년 즈음하여 운동의 필요성을 느끼게 된다. 누구나 청춘이었을 때는 괜찮았던 몸에 나이가 들면서 좋지 않은 증세가 하나둘 나타나기 때문이다. 몸을 건강하게 하려고 운동을 시작해 보려 하지만 쉽지는 않다. 대부분 놀기 위한 운동 혹은 단체로 즐기기 위한 운동을 해 왔었지, 스스로의 건강을 위한 운동을 한 경험은 별로 없기 때문이다. 건강하기 위해 운동을 하려는 사람들은 그나마 노력을 한다. 그러나 나이가 듦에 따라 건강치 못한 증세가 와도 이것을 당연히 여기는 사람들이 많은 것 또한 현실이다.

 나이가 들면서 주름살이 한두 개 늘어나는 것은 당연하다. 하지만 건강치 못한 증세가 나타나는 것은 분명 잘못되었다고 스스로 진단해야 한다. 진단을 내렸으면 개선을 하는 것은 당연한 수순이다. 그게 진정한 건강관리 운동이다. 건강을 위한 운동이라 함은 대체로 유산소운동으로 보는 게 타당하다. 건강관리를 위해서는 무산소운동도 필요하지만 질병이나 혈관 관리 등을 위해서는 유산소운동이 더 필수적이다.

산소 대사를 통해 지속적인 에너지를 얻는 운동이 유산소운동이다. 유산소운동은 지방과 글리코겐을 연소시킬 수 있는 강도로 행하는 운동이다. 지방 연소에 효과가 크므로 다이어트에도 좋다. 심폐 지구력 향상에도 효과가 크다. 대표적인 유산소운동에는 걷기, 맨발 걷기, 달리기, 자전거 타기, 등산, 수영, 러닝머신 등이 있다. 일반적인 걷기는 유산소운동 중에 가장 안전하게 할 수 있다. 장소에 대한 제한도 없고, 자투리 시간을 활용하여 누구나 쉽게 할 수 있다. 단순히 걷는 것 자체로는 효과가 크지 않다. 사뿐히 점잖게 걸어서는 별로 얻는 게 없는 것이 걷기이다.

걷기 운동의 효과를 제대로 보려면 중강도로 걸어야 한다. 보폭 또한 평소보다 10cm 넓게 하여 빠르게 걸어야 한다. 허리를 꼿꼿하게 세우고 시선은 10~15m 앞을 본다. 팔은 90도 각도로 하여 앞뒤로 힘차게 흔들며 걷는다. 발바닥의 각도는 11자보다 앞쪽이 밖으로 7.7도 각도를 유지하는 것이 효과적이다. 달리기는 전신을 사용하는 유산소운동이다. 체중 감량과 규칙적인 호흡을 통해 폐활량이 증가하여 심폐기능도 강해진다. 달리기는 운동 강도가 높기 때문에 비만이거나 관절이 약한 사람은 주의가 필요하다. 발목과 무릎, 허리에 상해를 입을 수 있으므로 처음에는 약하게 뛰다가 서서히 높은 강도로 올려야 한다.

자전거 타기는 지방 연소에 효과적이고 다리 관절에도 부담이 적어 관절이 안 좋은 사람에게도 추천되는 운동이다. 야외에서 자전거를 타려면 교통신호를 준수하고 방향 전환은 반드시 천천히 해야 한다. 왜냐하면 급한 방향 전환은 자전거끼리 혹은 자동차와 대형 사고로 이어질 수 있기 때문이다. 사람이나 자전거를 추월해 갈 때는 반드시 브레이크에 손을 올려 언제든 속도를 줄일 수 있게 준비해야 한다.

등산은 산을 오르는 과정에서 심폐 지구력을 향상시킬 수 있다. 오르내리는 동작을 통해 근력과 근지구력 강화에도 도움이 되는 운동이다. 하산할 때는 무릎에 가해지는 충격을 줄여야 부상을 방지할 수 있다. 등산용 스틱을 활용하면 좋다. 수영은 수중에서 하기 때문에 비만이거나 관절에 문제가 있는 사람들도 즐길 수 있는 운동이다. 유연성 향상에 도움이 되고 심폐 지구력과 근력 강화에도 효과가 좋다. 처음에 수영을 할 때는 전문가의 도움을 받아 수영법을 배우는 것도 권장된다. 러닝머신은 일반적인 걷기 운동에 준하여 운동한다고 보면 된다. 단지 실내에서 하다 보니 날씨나 계절에 상관없이 꾸준히 할 수 있다.

나는 평소에 역기나 덤벨로 근력운동만 하다가 편두통을 경험한 이후에 자전거 타기를 꾸준히 해오고 있다. 주말에 야외에서 2시간 정도를 자전거를 탄 후에는 더 이상 두통도 오지 않아 지속적으로 실천해 오고 있다. 평생을 하겠다는 각오로 여름 겨울 상관없이 계속 자전거를 타고 있다. 회사에 출근해야 하는 평일에는 실내 자전거로 대신하고 있다. 실내 자전거는 매일 25분가량 탄다.

맨발 걷기를 하면 크게 지압효과와 접지효과를 본다. 걸을 때마다 몸무게의 1.5배에 해당하는 지압을 발바닥이 받으면, 발바닥에 있는 아치형의 풋코어가 자극받아 혈액을 정맥을 통해 심장으로 올려보내어 혈액순환을 원활하게 한다. 신발을 신으면 신발이 충격을 흡수해 풋코어가 제대로 역할을 못한다. 또 맨발로 걸어서 땅과 접지하면, 몸 안에 있는 과도한 활성산소의 양전하가 땅의 음전하와 반응하여 활성산소가 중화되어 제거된다. 그러면 활성산소에 의해 초래된 암, 동맥경화증, 당뇨병 등 각종 질병이 치유된다.

인류 문명을 누리더라도 자연과는 최소한으로라도 연결되어 살아가야 한다. 그것이 접지다. 접지는 땅과 직접 접촉하는 것이다. 신발을 신고 스포츠를 해도, 캠핑을 해도, 레저용 차량을 드라이브해도, 자연과의 접지는 이루어지지 않는다. 발에 신발이 신겨 있고, 우리의 이동 수단이 땅과 떨어져 있기 때문이다. 우리가 맨발로 서거나 해변을 맨발로 걸으면 또 손으로 흙을 만지면 지구가 가진 에너지와 만나 우리는 치유를 경험하게 된다. 맨발로 걸으면 발바닥으로 지압을 받게 되고 땅과는 접지하게 된다. 그러면 우리 몸은 자연적으로 면역력을 회복하게 되고 질병에서도 낫게 된다.

나이가 어리고 젊다고 모두 건강한 것은 아니지만, 대체로 나이가 들어 중년 즈음이 되면 운동의 필요성을 느끼게 된다. 왜냐하면 그동안 살아온 생활 태도 때문에 몸에 좋지 않은 증세가 하나둘 나타나기 때문이다. 이때 사람들이 보이는 반응은 둘로 나뉜다. 한 부류는 나이 드니까 당연히 몸이 망가진다고 보고, 다른 부류는 몸이 좋지 않은 반응을 보이는 것을 고쳐야 한다고 본다.

건강을 되찾기 위해서는 치료도 해야겠지만 지속 가능한 운동으로 관리하는 것이 훨씬 더 좋다. 스스로가 꾸준히 재미있게 행복하게 할 수 있는 유산소운동을 찾아서 해야 한다. 걷기, 맨발 걷기, 달리기, 자전거 타기, 등산, 수영, 러닝머신 중에 골라서 운동하면 된다. 한 종목만 할 것이 아니라 상황에 따라 적절한 운동을 골라서 하면 된다. 운동은 꾸준히 해야 하고 효과가 날 만큼의 강도를 유지하는 것도 중요하다.

<중년 건강을 위한 최소한의 실천 노트>

유산소운동은 질병 없는 건강한 몸을 갖기 위해서는 필수적인 운동이다. 걷기, 맨발 걷기, 자전거 타기, 수영 등이 대표적이다. 각자가 처한 환경과 기호도에 따라 취사선택을 하면 된다. 처음에는 약한 강도로 운동을 시작하고 자신에게 맞는 유산소운동 시스템을 하나둘 만들어야 한다. 중요한 것은 운동을 즐겁게 지속할 수 있어야 하고 운동 효과가 반드시 있어야 한다는 것이다. 그래야 평생을 운동할 수 있고, 행복하고 건강한 삶이 가능해지기 때문이다.

☞ 효과 있고 지속 가능한 유산소운동으로 행복하고 건강한 인생을 만들어 보자.

‖ 06 ‖

강도는 낮게 시작해 천천히 올려라

주변에 운동하는 사람들을 보면 대부분 어떤 헬스클럽에 표를 끊어 놓고 시작한다. 하지만 월회비는 결제해놓고 운동은 안 하는 사람이 많다. 집에서 헬스클럽까지 거리도 멀고, 스스로한테 무슨 운동이 필요한지도 모르고, 운동 종목을 골랐다면 어떤 강도로 운동해야 하는지 모르고, 일주일에 며칠을 운동해야 하는지도 모르기 때문이다. 헬스클럽에서 가르쳐 준다고 해도, 본인의 의식이 변하지 않으면 꾸준히 할 수 있는 동기부여가 안 된다. 본인의 의식이 바뀌어야 세상 모든 일을 바꿀 수 있다.

의식을 바꾸는 게 지혜로운 사람한테는 너무나 쉽고 당연한 일이다. 그러나 지혜롭지 못한 사람에게는 의식을 바꾸는 게 거의 불가능하다. 운동하는 계기는 내 몸을 건강하게 만들기 위해서이다. 그 계기의 본질만 생각하면 의식을 바꾸어 지속적으로 운동을 할 수 있다. 나이가 들면서 생기는 주름살은 당연히 받아들일 수 있으나, 고혈압, 고지혈증, 당

4장 건강을 부르는 최소한의 운동습관 만들기　　**213**

뇨병, 암 등은 그대로 받아들이면 안 된다. 스스로 잘못된 생활 습관으로 질병이 생겼다는 것을 인식하고 변화하여 개선된 습관을 추구해야 한다.

일반적인 사람들이 반드시 해야 하는 최소한의 필수적인 활동량이 권장운동량이다. 사람들이 받아들이기에 필수는 반드시 지켜야 하는 법규 같은 것이다. 권장운동량은 사람이라면 반드시 해야만 하는 활동량이다. 그런데 이 권장운동량보다 적게 활동하는 사람이 생각보다 많은 게 현실이다. WHO(World Health Organization)는 성인들 기준으로 일주일 운동 권장량에 대해 말했는데, 그건 '150분 이상 중간 강도의 유산소운동 + 주 2회 이상 근력운동' 혹은 '75분 이상 고강도 유산소운동 + 주 2회 이상 근력운동'이다. 중간 강도의 운동을 하든가 고강도의 운동을 하면 된다.

아니면 중간 강도 운동과 고강도 운동을 혼합해서 하면 적절히 시간을 배정해서 하면 된다. 중간 강도의 운동은 '약간 힘들다' 수준의 운동을 얘기한다. 빠르게 걷기, 자전거 타기, 수영, 요가 등이 해당된다. 고강도 운동은 '힘들다' 수준의 운동을 얘기한다. 달리기, 빠르게 자전거 타기, 줄넘기, 축구, 배드민턴 등이 해당한다.

한국인의 경우, 성인을 기준으로 할 때 55% 정도가 신체활동량이 부족한 것으로 나타났다. 55%의 사람들이 권장운동량도 하지 않고 있다는 것이다. 여성의 활동량 부족은 57%이고 남성의 활동량 부족은 51.7%이다. 여성이 남성보다 5% 이상 더 활동량이 부족하다. '규칙적인 걷기' 운동 실천율도 25%에 불과했다. 규칙적인 걷기 운동은 권장운동량의 유산소 운동에 해당된다. 일주일에 150분 이상 걷는 것이다. 근력운동을 하는 비율은 24.7%로 조사됐다. 건강하려면 유산소운동과 근력운동 둘 다 필수이다.

유산소운동과 근력운동을 모두 실천하는 성인의 비율은 16.9%에 불과하다. 남성은 21.9%, 여성은 11.8%로 여성의 운동 부족량이 심각하다. 여기서 조사된 결과는 권장운동량 기준이다. 사람이라면 반드시 실천해야 하는 최소한의 활동량을 의미한다. 건강해지기 위해서 운동하는 수준이 아니다. 그런데도 한국인 중 권장운동량에 못 미치는 비율이 55%라는 것은 한국 사회의 심각한 단면을 보여준다. 이는 한국인의 운동 부족을 심각하게 보여준다.

질병관리청이 조사한 2021년 「국민건강영양조사」에 따르면 한국인의 비만율은 37.1%이다. 2011년에는 30.9%였는데 10년 만에 6.2%나 비만이 늘어났다. 남자 비만율은 46.3%, 여자 비만율은 26.9%이다. 대략 남자는 2명 중 1명꼴로 비만이다. 이렇게 운동량이 부족하니 한국인에게 비만이 늘어나는 것은 아주 자연스러운 현상이다.

나는 아령 운동을 10kg짜리 2개로 시작했다. 근력운동의 기본은 10회 정도를 겨우 할 수 있는 무게로 하는 것이 가장 효율적이고 시간도 절약할 수 있다. 그래야 근력이 제대로 형성되고 단시간에 운동 효과를 볼 수 있다. 근력운동은 동일한 무게로 꾸준히 운동하면 어느 순간 무게가 가벼워져 운동의 효과가 없어지는 느낌이 온다. 이때는 역시 10회를 겨우 할 수 있을 정도로 무게를 올려 줘야 한다. 무게를 계속 올리다가 한계에 오면 더 이상 올릴 필요가 없다. 이때는 근력 피로도를 낮춰 무게를 내리고 횟수를 늘리는 것도 운동의 한 방법이 될 수 있다.

내가 아령으로 운동하는 종목이 총 5종이다. 5종목 운동을 한 종류의 무게로 운동한다. 한 손에 한 개씩 아령을 잡고 운동한다. 이렇게 아령 무게를 올리면서 남는 기존의 아령은 아파트 분리수거에 버리거나 고물상에 얼마간 돈을 받고 팔았다. 아령 5종목을 한꺼번에 운동하는 방식으로 23kg까지 무게를 올려봤다. 그런데 어깨 위에서 위로 팔을 번갈아 끝까지 올리는 운동을 하는데 잘 안 올라가는 순간이 왔었다. 그때는 아령 운동 종목마다 10회씩 반복하고 아령을 놓고 맨손 운동하고 다시 아령 운동을 10회 반복 운동했었다. 그러나 무리가 왔기에 할 수 없이 22kg으로 무게를 내렸다.

이렇게 아령 무게를 올리다가 아령 무게를 17kg으로 내려 한꺼번에 하는 횟수를 10회에서 20회로 바꾸었다. 이렇게 하니 기존에는 17분가량 걸리던 운동시간이 10분 내외로 단축되었다. 30kg 아령으로 해머컬과 스쿼트 운동을 한 적도 있다.

운동을 분류하는 방법은 수없이 많다. 대표적으로 실내 운동과 실외 운동, 기구 운동과 맨손 운동, 유산소운동과 무산소운동, 저강도 운동과 고강도 운동 등으로 구분할 수 있다. 강도에 따라 운동을 분류해 보는 방법으로는 1. 최대산소 섭취량, 2. 심박수, 3. 운동 자각도, 세 가지를 이용해 분류하는 방법이 있다. 최대산소 섭취량은 운동 강도가 최대에 이르렀을 때 단위 시간당 얼마만큼의 산소를 섭취했는가이다.

심박수는 본인의 나이에 따라 최대 심박수를 구하고, 거기에 적정 운동강도를 곱하여 목표 심박수를 구하여 활용하는 방식이다. 운동 자각도 (RPE : Rating of Perceived Exertion)는 운동할 때 느끼는 주관적인 감정을 6부터 20까지의 숫자로 표시하는 운동 강도 지표인데 신뢰성이 높고 실용적인 지표이다. 6은 운동하고 있을 때 가장 편안하게 느끼는 상태이고 20은 최대의 힘을 발휘할 때 느끼는 상태이다. 12~14는 중강도 운동에 해당된다. WHO가 성인들 기준으로 권장하는 일주일 운동량은, '150분 이상 중강도의 유산소운동 + 주 2회 이상 근력운동'이다. 여기서 중강도 운동은 운동 자각도가 12~14, 고강도는 15~20이다.

유산소운동이든 무산소운동이든 강도가 너무 약하면 운동 효과가 없고 강도가 너무 강하면 오히려 몸에 역효과가 나타난다. 유산소운동은 나에게 맞는 종목을 찾아 낮은 강도로 운동을 시작한다. 처음에는 짧은 시간 동안 운동한다. 신체활동량이 늘어 체력이 강해지면 강도와 시간을 조금씩 늘려서 운동 효과를 지속시킨다.

운동할 때 절대 해서는 안 되는 것이 욕심을 부리는 것이다. 건강을 위해 운동을 시작하게 된 본래 목적이 무너질 수도 있다. 우리 몸은 면역력이 있어서 적절한 강도로 운동하면 회복도 되고 더 강해질 수 있다. 운동에서 원하는 효과를 생각하고 적절한 유산소운동과 무산소운동을 찾는 것이 먼저다. 운동은 자신의 여건에서 꾸준히 지속 가능하게 할 수 있어야 한다. 꾸준히 해보고 운동 효과가 좋으면 더 하고 그렇지 않으면 줄이는 등 수정할 수 있다.

유산소운동은 저강도로 짧은 시간 동안 하는 것으로 시작한다. 이후 체력이 강해지면 강도를 올리고 시간도 늘려나가면 된다. 무산소운동도 기구를 사용할 경우 10회를 겨우 반복할 수 있는 무게로 시작한다. 나중에 근력이 붙어서 운동 효과가 없어지면 다시 10회를 겨우 할 수 있는 무게로 올리면 된다. 기타 모든 운동도 횟수, 시간, 강도, 무게 등 저강도에서 시작해 천천히 강도를 늘려가면 된다.

<중년 건강을 위한 최소한의 실천 노트>

나는 아령 운동을 10kg 무게로 시작했다. 그러다가 근력이 생겨서 10회를 겨우 할 수 있는 무게로 계속 올렸었다. 최대 30kg까지도 했었다. 하지만 30kg 무게로 아령 운동을 하니 압박감이 커서 무게를 17kg까지 내렸고, 그 대신에 한꺼번에 운동하는 횟수를 10회에서 20회로 올렸다. 자전거 타기도 처음에는 1시간 타기부터 시작하다가, 2시간도 타고 3시간도 탔었다. 타 보니 2시간 타는 게 가장 운동 효과가 좋고 기분도 개운해서 그 뒤로 2시간씩 타고 있다. 유산소운동이든 근력운동이든 강도는 낮게 시작해서 천천히 올려서 자신에게 맞는 운동시스템을 만들면 된다.

☞ **유산소운동이든 무산소운동이든 강도는 낮게 시작해서 운동 효과를 최적화해 보자.**

‖ 07 ‖

많이, 오래 하는 것보다 제대로 하는 게 중요하다

　나이가 들면서 운동에 관심을 가지는 것은 당연하다. 내 몸이 젊을 때
와 달라서 뭔가 운동으로 변화를 주어야 한다는 것을 깨닫기 때문이다.
벽을 밀면서 팔굽혀펴기를 하든가, 책상 모서리를 잡고 팔굽혀펴기를 열
심히 하는 경우도 자주 접하는 운동 풍경이다. 몸을 아끼듯이 걷기를 하
는 사람들도 많다. 걷기를 하되 효과 여부를 생각지 않고 열심히 하는 것
이다. 물론 팔굽혀펴기를 하지 않는 것보다 낫고 걷지 않는 것보다는 낫
다. 농사를 지으면 추수를 해야 한다.

　운동을 하면 그 추수 대상은 내 몸의 건강이다. 정신적 건강 및 육체적
건강이다. 건강은 내가 하는 운동이 효과가 있어야 따라오는 부수적인
결과이다. 운동 효과가 없으면 추수하지 못한다. 건강이 따라오지 못하
는 것이다. 사업을 하면 밑지는 장사를 하는 것과 마찬가지이다. 시간을
들이고 비용도 들여서 사업을 하는데 수익이 없으면 지속할 수 없다. 운

동도 시간을 들이고 에너지를 들이고 비용도 들이는데 효과가 없으면 안 된다. 보디빌더같이 거창하게 운동하자는 게 아니고 건강을 위해 운동하자는 이야기이다.

유산소운동은 모든 운동의 기초이다. 유산소운동은 심폐 능력을 향상시키고, 모든 운동은 심폐 능력을 기본적으로 필요로 하기 때문이다. 유산소운동은 지방 연소에 효과가 크므로 다이어트에도 좋다. 대표적인 유산소운동에는 걷기, 맨발 걷기, 달리기, 자전거 타기, 등산, 수영, 러닝머신 등이 있다. 걷기는 유산소운동 중에 가장 안전하게 할 수 있다. 장소에 대한 제한도 없고 자투리 시간을 활용하여 누구나 쉽게 할 수 있다. 걷기 운동의 효과를 제대로 보려면 중강도 이상으로 걸어야 한다. 보폭 또한 평소보다 10cm 넓게 하여 빠르게 걸어야 한다. 빨리 걷기는 일주일에 150분 이상 권장된다.

맨발 걷기를 하루 40분~1시간 하게 되면, 지압에 의해 혈액순환을 원활하게 하고 접지로 과다한 활성산소가 제거되어 대부분의 질병이 치유된다. 그래서 질병 치유가 목적이면 1시간~2시간 꾸준히 걸으면 된다.

달리기는 운동 강도가 높기 때문에 비만이거나 관절이 약한 사람은 주의가 필요하다. 발목과 무릎, 허리에 상해를 입을 수 있으므로 처음에는 약하게 뛰다가 서서히 높은 강도로 올려야 한다. 달리기는 일주일에 75분 이상 권장된다.

자전거 타기는 지방 연소에 효과적이고 다리 관절에도 부담이 적어 관절이 안 좋은 사람에게도 추천되는 운동이다. 중강도로 자전거를 타면 일주일에 150분 이상 권장되고 고강도는 75분 이상 권장된다. 등산은 산을 오르는 과정에서 심폐 지구력을 향상시킬 수 있다. 등산은 오르내리는 동작을 통해 근력과 근지구력 강화에도 도움이 되는 운동이다. 일주일에 등산은 75분 이상 권장된다.

수영은 수중에서 하기 때문에 비만이거나 관절에 문제가 있는 사람들도 즐길 수 있는 운동이다. 유연성 향상에 도움이 되고 심폐 지구력과 근력 강화에도 효과가 좋다. 가벼운 수영은 일주일에 150분 이상 권장되고 고강도 수영은 75분 이상 권장된다. 러닝머신은 일반적인 걷기 운동에 준하여 운동한다고 보면 된다. 단지 실내에서 하다 보니 날씨나 계절에 상관없이 꾸준히 할 수 있다.

무산소운동은 근력 강화에 특화된 운동이다. 짧은 시간 안에 많은 에너지를 사용하기 때문에 산소 공급이 상대적으로 적어서 무산소운동이라고 한다. 단거리 달리기, 역기, 아령, 일자형 완력기, 악력기, 팔굽혀펴기, 윗몸일으키기 등이 대표적인 운동이다. 무산소운동할 때 아령과 같이 무엇을 들고 하는 운동은, 처음에는 10회를 겨우 할 수 있는 무게로 시작하면 된다. 일부 근력 강화에 집중하는 사람들은 1~3회를 겨우 할 수 있는 무게로 운동하기도 한다.

내가 볼 때 건강관리를 위해서는 10회가 적정하다고 판단된다. 그 무게로 운동을 시작해서 몸에 근육이 붙어 근력이 강화되면, 기존 무게가 너무 가벼워지고 횟수도 많아지면 다시 10회를 겨우 할 수 있는 무게로 올리면 된다. 그러면 한 단계 높아진 상태에서 근력 강화를 할 수 있고, 시간도 여전히 아끼면서 효율적인 운동이 가능하다.

윗몸일으키기는 단위 시간별 횟수로 운동하는 게 효율적이다. 1분에 60개 목표로 시작하면 된다. 목표가 60개이지만 처음에는 10개도 못 할 수 있으나, 이것 역시 복근이 생기면 60개까지 충분히 가능하다. 나중에는 시간과 횟수도 바꾸어 목표를 설정하면 된다. 일자형 완력기는 기구 자체에 운동강도가 세팅되어 있다. 자신이 10회나 20회 정도 할 수 있는 강도의 기구를 사서 시작하면 되고, 나중에 목표로 한 횟수의 운동을 너무 쉽게 하면 그다음 강도의 기구를 구매해서 하면 된다.

복근 강화를 위해서 윗몸일으키기와 AB슬라이드 운동도 한다. 윗몸일으키기는 아령 운동 중간에 배정하여 아령 운동할 때 같이 한다. 대개 55초에 60개를 한다. 윗몸일으키기를 할 때는 엉덩이 아래에 꼬리뼈가 다치는 것을 방지하기 위해 메모리폼 욕실 매트를 깔고 한다. AB슬라이드 운동은 발로 선 자세에서 실시한다. AB슬라이드 운동은 매일 하는데, 60개를 하는 데 4분~5분 정도 걸린다. 윗몸일으키기는 처음부터 1분에 60회 정도 했고, AB슬라이드는 처음에 50개 하다가 60개로 올렸다. 사이클 자전거도 처음에는 1시간 정도를 타다가 2시간 타기로 정착하여 이후 꾸준히 타고 있다. 평일에는 실내 자전거를 25분 정도 탄다.

인생사 뭐든지 제대로 하는 게 중요하다고 본다. 운동도 하면 긍정적인 효과를 이루어 내 몸과 마음이 건강해지는 것이 중요하다. 유산소운동을 할 때는 권장운동량을 기준으로 시작하면 된다. 자전거 타기, 빠르게 걷기, 가벼운 수영 등 중강도 운동은 일주일에 150분을 기준으로 시작하여, 내 몸의 미세한 반응과 효과를 보면서 강도와 시간을 늘려서 나에게 맞는 운동 시스템을 완성하면 된다. 달리기, 자전거 빨리 타기, 줄넘기, 격렬한 수영 등 고강도 운동은 일주일에 75분을 기준으로 시작하면 된다. 무산소운동은 무게 기준으로는 10회를 겨우 할 수 있는 것으로 시작해 무게를 늘리면서 근력을 강화해 나가면 된다.

<중년 건강을 위한 최소한의 실천노트>

유산소운동이든 근력운동이든 제대로 해야 운동의 효과를 누릴 수 있다. 내가 유산소운동인 자전거를 타 보니 2시간 정도를 타는 게 가장 효과적이었다. 1시간을 타면 운동 효과가 없어서 운동 후에도 개운치 않았고 3시간을 타면 피로감이 몰려와 오히려 역효과가 있었다. 17kg짜리 아령으로 아령 운동을 하고 있다. 이 상태에서 내가 10kg짜리로 아령 운동을 오랜 시간 한다고 한들 유의미한 효과를 기대하기 어려울 것이다. 운동은 자신에게 효과가 있도록 적절한 시간만 제대로 하는 것이 중요하다.

☞ 운동은 강도와 시간이 중요한 게 아니라 최적의 효과가 우선이다.

당신의 일상이
노화의 속도를 결정한다

5장

‖01‖

면역력은 모든 질병의 열쇠이다

면역력이 저하되면 피로가 쉽게 쌓이고 풀리지도 않는다. 피로가 누적되니 컨디션도 나빠지고 감기도 잘 걸린다. 입이나 피부 등 여기저기에 염증도 생긴다. 간단히 표현하면 내 몸의 경계 시스템이 무너지는 것이 면역력 저하이다. 경계 시스템 자체가 면역력이다. 외부에서 내 몸 안으로 나쁜 세균이나 바이러스 등이 침입하면 이것들을 방어하는 게 면역력인데, 그것이 원활하지 않은 것이다. 경계 근무를 제대로 못하면 적이 침투하듯이, 면역력이 저하되면 질병이 침투해도 방어를 못하고 내 몸이 병에 오염되는 것이다.

우리 몸의 면역력이 떨어졌을 때 생기는 일반적인 증상은 잠을 6~8시간 정도 충분히 자도 피로가 풀리지 않고 지속되는 것이다. 그렇게 되면 감기에 자주 걸리고 걸리면 잘 낫지도 않고 오래 유지된다. 또한 신체 전반에 염증이 생긴다. 즉 입안이 자주 헐고 입 주위에 물집이 자주 생기고 눈에 다래끼가 생긴다. 미열이 주 2~3회 발생한다. 피부에 대상포진이 생긴다. 이러한 증상들은 면역력이 낮아지면 체내에서 열심히 대처하는 과정에서 에너지가 소모되기 때문에 나타나는 것이다. 면역력을 회복하기 위해 대응하는 과정에서 나타나는 좋지 않은 증상들이다.

일반적인 면역력을 올리는 방법은 다음과 같다. 면역세포들이 활동을 활발하게 하도록 충분한 숙면인 5시간~10시간을 잔다. 5시간 미만 혹은 10시간 초과 숙면도 좋지는 않다. 마음을 잘 다스려 스트레스를 받지 않도록 한다. 건강한 식습관을 유지한다. 적절한 양의 과일과 채소, 고기와 생선, 견과류 등의 식재료를 균형 있게 섭취하고, 단백질과 미네랄, 비타민 등이 풍부한 음식을 먹는다. 특히 과식을 하지 않는다. 과식하게 되면 비만하게 되고 각종 질병의 원인을 초래하고 면역력도 저하된다.

적극적인 운동을 하는 것이 좋다. 운동은 면역세포들의 활동을 촉진시켜 면역력을 높이는 효과가 있다. 하지만, 과도한 운동은 오히려 면역력을 저하시킬 수 있으므로 적절한 운동량을 유지하는 것이 중요하다. 꾸준히 운동을 하여 체온을 올린다. 체온 1도를 올리면 면역력이 30% 향상된다. 금연하고 음주를 자제한다. 흡연 및 음주는 면역력을 저하시키는 주요 원인 중 하나이다.

백혈구는 우리 몸의 면역시스템 역할을 한다. 백혈구는 온몸을 순환하면서 우리 몸에 침입한 나쁜 세균과 싸워 건강을 유지하는 역할을 한다. 감기 바이러스가 침투하면 백혈구가 나서서 감기 바이러스를 포위하여 죽인다. 백혈구는 과립구, 임파구, 대식세포로 나눌 수 있다. 과립구는 활성산소를 이용해 세균이나 이물질을 공격, 분해, 처리하는 일을 담당한다. 임파구는 면역기능을 담당하는 주체이고, T세포, B세포, NK세포 등으로 구성돼 있다. 이들은 바이러스 같은 작은 침입자가 우리 몸에 들어오면 서로 힘을 합쳐 바이러스를 격퇴시킨다.

대식세포는 바이러스나 세균 등 우리 몸에 침입한 적을 먹어서 없앤다. 이러한 백혈구가 우리 몸을 구석구석 돌아다니면서 제 기능을 다할 때 가장 좋은 면역력을 유지한다. 혈관이 튼튼하고 혈액순환이 원활해야 면역세포의 이동이 활발해지고 면역기능이 향상된다. 혈관 건강을 위해 좋은 기름으로 불리는 불포화지방산을 섭취하고 적당량의 견과류와 등푸른생선(고등어, 꽁치, 참치), 아보카도 오일, 오메가3 등을 섭취하면 좋다. 맨발 걷기 등 유산소운동도 혈액순환에 큰 도움이 된다.

소화기관으로서 장은 면역력에서 매우 중요한 역할을 한다. 체내 면역세포의 약 70%가 장에 분포하고 있기 때문에 면역력을 키우려면 장이 건강해야 한다. 우리의 입으로 들어온 음식물이나 이물질들은 식도와 위를 거쳐 장까지 도착한다. 이와 같이 장은 외부의 위협에 직접 노출되므로 면역기능이 매우 중요한 장기이다. 장 건강을 위한 3가지 방법은 다음과 같다.

첫째, 장내 유익균을 늘려야 한다. 장내 균은 장에 유익한 '유익균', 장에 유해한 '유해균' 등으로 구분할 수 있다. 대표적인 유익균인 '유산균'을 늘리는 게 중요하다. 유산균은 면역기능 활동력을 강화한다.

둘째, 변비를 오래 방치하면 대장 건강이 악화되어 몸 전반의 면역력이 저하된다. 변비는 규칙적인 식사와 식물성 위주의 식사로 개선할 수 있다.

셋째, 필요 이상의 정신적인 스트레스가 장 건강을 악화시킨다. 뇌에서 발생하는 정보가 자율신경을 통해 장점막에 있는 신경세포에 영향을 주기 때문이다. 운동을 하고 취미 생활을 즐기고 자신을 칭찬하여 정신적 스트레스를 줄여야 한다.

내가 건강을 챙기기 위해 반드시 지키고자 하는 습관이 있다. 식후에 과일을 먹는 것이다. 과일이나 채소를 먹는 것도 면역력을 높이는 방법 중하나이다. 아침저녁으로 보통은 사과 한 개를 씻어서 통째로 껍질째 먹는다. 칼로 조각내서 먹지 않고 통째로 치아로 베어 먹으면 식감도 좋고 식후에 속도 편안해진다. 껍질에 과일의 영양성분이 많이 있기 때문에 영양 섭취에도 좋다. 물론 껍질에 유해성분이 있을 수 있으므로, 반드시 식사 전에 과일을 물에 담가 두었다가 식후에 세 번 씻고 깨끗한 물에 헹구어 먹는다. 바쁜 아침에 먹을 과일은 저녁에 미리 씻어 두었다가 먹는다.

대부분의 사람들은 컨디션이 나쁠 때 감기가 잘 걸리는 경험을 하게 된다. 감기에 걸리는 것은 어쩌면 가볍게 볼 수 있으나, 그 감기가 낫지도 않고 장기간 지속되고 또 계속 반복적으로 걸리면 면역력 저하 때문으로 봐야 한다. 면역력이 저하되면 사소하게는 감기, 피부 염증에서부터 암까지 걸릴 수도 있다. 모든 사람은 자연적으로 스스로 치유할 수 있는 능력인 면역력을 갖고 태어나는데, 나쁜 생활 습관 등으로 인해 면역력이 저하될 수 있다.

면역력의 중추 역할은 백혈구와 장이 담당한다. 백혈구는 온몸을 순환하면서 우리 몸에 침투한 나쁜 세균과 싸워 건강을 유지한다. 혈액순환이 원활해야 백혈구가 제 역할을 잘 수행할 수 있다. 우리 면역세포의 70%가 분포하고 있는 장이 건강해야 면역력을 강하게 유지할 수 있다. 그래서 혈액순환에 도움이 되는 유산소운동과 육류와 채소, 과일 등 균형 잡힌 식습관이 중요하다.

<중년 건강을 위한 최소한의 실천 노트>

면역력이 떨어지면 질병에 노출된다. 그러면 질병에 걸려 건강을 잃을 가능성이 높아진다. 면역력이 저하되는 징후는 감기가 잘 걸리고 시간이 지나도 낫지 않게 되는 것이다. 또 피부에 대상포진이 같은 염증 반응이 나타난다. 면역력이 떨어지면 지속 가능한 건강을 위해 반드시 개선해야 한다. 면역력의 측도인 백혈구 수치를 확인하고, 장 건강을 위해서 발효 식품과 채소류를 섭취하고 변비가 생기지 않도록 해야 한다. 그리고 유산소운동과 무산소운동을 실천하고 건강한 정신을 가지려고 노력해야 한다.

☞ **타고난 질병 방어력인 면역력을 강화하여 건강한 삶을 유지하자.**

‖ 02 ‖

운동습관이 가장 든든한 노후자산이다

작심삼일이란 말이 있다. 어떤 행위를 하고자 했지만 삼 일만 지나면 흐지부지된다는 말이다. 대부분의 사람들이 무언가 결심을 하고 행동에 옮기지만 지속하기가 힘듦을 얘기하는 것이다. 어떤 것을 심적으로 굳혔다고 하나 행동으로 실천해 보면 예측하지 못한 일이 생기는 게 다반사이다. 실제로 행동해 보고 그것을 수정해 가면서 처음에 결심했던 것을 성취해 가야 한다. 하지만 말처럼 쉽지 않은 게 현실이다.

국민 개개인이 금연하는 것을 워낙 못하니 정부가 나서서 세금을 들여서 지원까지 하고 있다. 과거에는 흡연을 하면 그것을 멋으로 본다든가 스트레스에 효과가 있다든가, 성인이 된 상징이라도 된 듯이 보았다. 그러나 지금은 흡연이 백해무익함이 만천하에 증명된 시대이고 과거와 같은 시각으로 더 이상 흡연을 바라보지 않는다. 그런데도 국민 스스로가 금연을 못 하니 정부까지 나서서 금연클리닉과 금연캠프를 운영하면서 금연을 독려하고 있다.

운동은 유산소운동과 무산소운동으로 크게 나눌 수 있다. 유산소운동은 산소 호흡을 늘려 지방을 효과적으로 소모하는 운동이다. 걷기나 조깅, 수영, 자전거 타기 등이 있다. 운동을 하는 초반에는 근육과 혈액의 성분이 에너지원으로 사용되고, 20~30분이 지나면 지방이 에너지원으로 사용돼 체지방 감소에 효과적이다. 무산소운동은 순간적으로 근력을 사용하며 탄수화물을 에너지원으로 사용한다. 단거리 달리기나 아령, 역기 및 기구 등을 이용한 웨이트 트레이닝 등이 해당된다.

유산소운동의 일반적인 효과는 다음과 같다.

1. 지방을 에너지원으로 사용하므로 체지방을 감소시켜 체중관리에 좋다.

2. 심장과 폐를 튼튼하게 한다.

3. 혈액순환이 원활해져 심박 수와 혈압을 낮춰준다.

4. 고혈압, 고지혈증, 당뇨병, 심혈관질병 등 성인병 예방 및 치료에 효과적이다.

5. 스트레스를 다운시켜 심신을 안정시킨다.

무산소운동의 일반적인 효과는 다음과 같다.

1. 근육을 키워 탄력 있고 매력적인 몸매를 만들어 준다.

2. 기초대사량이 증가하여 체중관리에 좋다.

3. 근력 및 근지구력 강화로 신체적 피로감을 줄이고, 복부와 허리 근력

　강화는 복부비만과 요통을 예방한다.

4. 신체 골밀도를 증가시켜 골다공증 등을 예방한다.

5. 관절을 보호하고 근력을 강화하여 관절염을 예방한다.

6. 노화에 따른 근육량 감소 현상을 늦출 수 있다.

　운동의 효과를 높이기 위해서 근력운동은 10RM을 반복하고 맨손 운동으로 동일하게 반복하여 휴식한 후 다시 10RM을 반복하면 된다. 이것을 2세트~3세트 운동하면 된다. 1RM은 한 번에 겨우 들 수 있는 무게이다. RM은 Repitition Maximum의 약자이다. 운동의 종류를 세분화하여 다양한 신체 부위의 근육을 키우는 게 중요하다. 심장과 혈관을 튼튼하게 하는 유산소운동과 무산소운동을 적절한 비율로 실시한다. 하루 7~8시간 정도 수면을 취해야 운동으로 생긴 피로가 회복된다. 탄수화물, 지방 및 단백질 등 다양하고 균형 잡힌 식생활을 한다.

　나는 유산소 운동으로 꾸준히 자전거를 타고 있다. 주말에는 야외에 강변 자전거 도로에 나가서 2시간 정도씩 탄다. 주중에는 실내 자전거를 매일 25분 정도씩 타고 있다. 이렇게 주중과 주말에 자전거를 타다 보니 그것이 생활이 되고 습관이 되었다. 많은 시간은 아니나 건강을 유지키

위해 자연적으로 생겨난 습관이고 재미도 있다. 야외에서 자전거를 타면 대자연에서 호흡하면서 안정감도 느낄 수 있고, 실내에서 자전거를 탈 때는 9시 뉴스도 보기 때문에 아주 유용하다.

나는 고등학교 때 플라스틱으로 된 아령으로 운동을 한 기억이 있다. 바깥은 플라스틱인데 그 안에 아마도 모래 같은 게 들어있었던 것으로 기억한다. 또 시커먼 기어 뭉치 같은 것으로 된 쇠붙이로 역기 운동도 했었다. 몸이 약해 어렸을 때부터 운동에 관심이 많았다. 군대 제대 이후에도 역기와 덤벨로 꾸준히 운동해 왔었다. 역기로 운동하니 어깨 관절에 무리가 와서 아령으로 운동하기로 결심했다.

아령운동은 10kg짜리 2개를 사서 운동하기 시작했다. 내 몸에 맞게 서서히 아령 중량도 올려가면서 운동 강도를 높였다. 지금은 17kg짜리 아령으로 일주일에 3일간 10분 정도씩 운동한다. 아령으로는 5종목 운동을 한다. 나는 유산소운동으로 평일에는 실내 자전거를 25분 정도 타고, 주말에는 야외에서 사이클 자전거를 2시간 정도 탄다.

새해 연초마다 어떤 결심을 하는 사람들이 있다. 대다수는 며칠을 못 가서 이 핑계 저 핑계로 결심을 실천하지 못한다. 작은 습관도 만드는 게 결코 쉽지 않음을 보여주는 일상사이다. 사스, 신종플루, 메르스 및 코로나 19 등, 호흡기증후군 질병이 전 세계적으로 유행하는 시기가 있었다. 이러한 질병이 퍼지면 일관되게 질병관리청에서 얘기하는 게 한 가지가 있다. 전염성을 예방하기 위해 반드시 기회가 있을 때마다 손을 잘 씻어야 한다는 것이다.

코로나 19가 한창일 때는 모두들 손을 잘 씻는 게 보였는데 요즘 화장실 등에서 보면 손 씻는 사람이 그리 많지 않다. 씻어도 그나마 흉내만 내는 식으로 씻는 사람이 대부분이다.

그러면 운동습관을 만들려면 얼마만큼의 시간이 필요할까? 운동습관을 붙이는 데는 평균 6개월이 걸린다. 미국 캘리포니아 공대, 시카고대 및 펜실베니아대 공동 연구팀이 3만 명의 데이터를 분석한 결과이다. 아침에 일찍 일어나기, 손 씻기 등 일반적인 습관이 형성되는 데는 평균 3주가 걸리지만, 운동은 다른 결과가 나왔다. 운동습관이 몸에 형성되려면 더 시간이 걸린다는 말이다. 그만큼 운동은 습관으로 만드는 데 저항이 크다는 방증이다. 지금껏 살아온 생활 습관을 바꾸어 운동을 해야 하기 때문이다. 운동은 하는 데 시간도 오래 걸리고 운동장비를 갖추는 등 극복해야 하는 것이 많기 때문이다.

누구나 나이를 먹는다. 중년을 지나면 건강에 관심을 가지는 게 당연하다. 왜냐하면 젊을 때와는 다른 건강 상황이 전개되기 때문이다. 건강하게 나이를 먹어야 스스로 생활이 가능하다. 사람은 스스로 무언가를 해결할 때 가장 큰 자존감을 가진다고 본다. 육체적이든 경제적이든 스스로 독립적으로 하는 것이 자존감을 지키는 길이다. 부득이 요양원 등에 의지해야 하면 어쩔 수 없으나, 내가 노력만 하면 얼마든지 건강하게 살 수 있으면 그렇게 해야 한다고 본다. 그것이 최고의 인생이고 최고의 선택이고 최고의 행복이다.

스스로 뭔가를 하고 자존감을 지키려면 건강이 반드시 뒷받침되어야 한다. 건강을 가지려면 그만한 노력을 해야 한다. 노력의 첫 번째 핵심이 운동습관을 만드는 것이다. 유산소운동과 무산소운동(근력운동)을 평생 함께하겠다는 각오로 임해야 한다.

<중년 건강을 위한 최소한의 실천 노트>

나는 20대 후반부터 역기나 덤벨 등으로 본격적으로 근력운동을 해 왔고 42세부터는 유산소운동인 자전거 타기를 해오고 있다. 근력운동은 내가 몸이 좀 약해서 젊을 때부터 했었고 유산소운동은 편두통을 해결하기 위해 하게 되었다. 요즘 나는 이렇게 운동습관을 가지게 된 것을 큰 행운으로 받아들이고 있다. 중년 이후에 자신에게 필요하고 취미에도 맞는 유산소운동과 근력운동 습관을 구축하면, 노후에는 건강한 축복받는 인생을 살 수 있으리라 확신한다.

☞ **내 몸에 시스템화된 운동습관이 노후의 든든한 재산이다.**

‖ 03 ‖

당신의 일상이 노화의 속도를 결정한다

모든 사람들은 나이를 먹는다. 내년에는 올해보다 한 살이 더 많다. 누구나 예외 없이 나이를 먹는데 사람에 따라 노화나 질병에 노출되는 정도는 차이가 있다. 나이도 똑같고 심지어 유전자가 똑같은 쌍둥이일지라도 마찬가지이다. 노화 정도가 다르니 세상을 떠나는 시기도 다르다. 질병에 대해 노출되는 정두가 다르니 병에 걸리는 것도 다르다. 건강하게 장수하는 사람이 있는가 하면, 평생 골골하다가 일찍 세상을 떠나는 사람도 혹은 골골하면서 오래 사는 사람도 있다. 건강하게 장수하면 본인에게도 주변인에게도 행복이다. 그러나 골골하게 살면 장수 여부를 떠나 본인은 물론 주변인에게도 행복과는 거리가 멀어진다.

태어날 때 조건은 동일한데도 이런 차이가 만들어진 것은, 두 부류 간에 차이점이 있다는 것을 나타낸다. 태어난 이후 인생을 살아가면서 다른 생활 태도로 살아서 그런 차이가 났음을 알 수 있다. 아침에 일어나

저녁에 잠들 때까지 하루를 어떻게 보내느냐에 따라 차이가 생긴다. 인간만이 유일하게 자유의지로 의식을 선택할 수 있다. 호랑이나 고양이는 오로지 본능에 따라 생각하고 행동할 뿐이다. 사람만이 자유의지로 의식을 선택하는 것이다. 그 선택에 의해서 생활 태도가 결정되고, 생활 태도가 습관이 되고, 습관이 인생을 만든다.

사람은 태어나서부터 좋든 싫든 상관없이 나이가 들수록 노화되어 간다. 누구든 예외는 없다. 그러나 사람들의 바람은 이와는 정반대이다. 누구나 늙고 싶어 하지 않는다. 한국의 기대수명은 83.6세로 OECD 국가 중 3위 수준이다. 인간의 평균수명이 2050년에는 120세가 될 것이라는 얘기도 있다. 이렇게 현대인들의 기대수명이 매우 빠르게 늘고 있는 것과는 대조적으로 현재 젊은이들인 30·40세대의 만성 질환 유병률이 높아지고 있다. 기대수명대로 오래 살아도 건강수명이 늘어나지는 않는다는 말이다.

질병관리청이 실시한 국민건강영양조사 결과에 따르면, 다른 연령층보다 30·40세대에서 고혈압, 당뇨병, 비만 등의 만성 질환 발병률이 매우 높게 나타났다. 30대 남성의 비만율이 58.2%, 40대 남성은 50.7%로 조사됐다. 40대 남성의 고혈압 발병률은 31.5%로 1998년 조사 이후 가장 높은 수치이다. 그런데도 이러한 질병에 대한 인지율과 치료율은 50%도

안 된다. 어찌 보면 젊음만 믿고 있다가 스스로 건강을 지킬 타이밍을 놓치고 있다고 봐야 한다.

가속 노화에 노출되어 있다는 말이 적절하다. 노화 가속 페달을 스스로 세게 밟고 있는 것이다. 젊은이들이 가속 노화를 초래하는 원인은 필요 이상의 쾌락 중독에 빠져 있는 환경 때문이다. 초가공식품, 고혈당 식품을 많이 섭취하고 술과 담배를 즐기기 때문이다. 운동도 하지 않아 생활 습관상 걷지도 않고 평소에 스트레스에도 많이 노출되어 있다. 초가공식품은 화학물질, 착색제, 방부제, 유화제가 들어있는 식품이고, 이들 식품은 칼로리 열량이 높아 비만, 변비 등을 초래하고, 나트륨과 트랜스지방 함량도 높아 뇌졸중, 심장발작 등 합병증 발생 확률도 높다.

건강을 위해서는 유산소운동과 무산소운동을 꾸준히 해야 한다고 생각한다. 그리고 마음 운동도 꾸준히 해야 한다고 본다. 유산소운동과 무산소운동을 육체를 위한 행위이고 마음 운동은 내 마음을 제대로 다스리기 위한 행위이다. 현재 나의 주력 유산소운동은 자전거 타기이다. 평일에는 외부에서 자전거를 탈 수 없기 때문에 실내 자전거를 25분 정도 탄다. 실내 자전거의 강도는 레벨 6에 놓고 탄다. 레벨은 1~8까지 있고 1이 가장 약하고 8이 가장 강한 강도이다. 주말에는 외부 대자연에 나가 사이클 자전거를 2시간 내외로 탄다. 그 외에도 가능하면 걸어 다니고, 5층 아파트에 사는데 계단을 이용하려고 노력한다.

    무산소운동은 아령 17kg으로 일주일에 3일간 새벽 혹은 낮에 10분 정도씩 한다. 매일 하는 운동으로는 AB슬라이드와 악력기 운동이 있다. AB슬라이드는 발로 서서 60개를 한다. 시간은 4분~5분 정도 걸린다. 악력기는 59kgf로 60회 운동한다. 왼손 10회, 오른손 10회를 한 후 5분 정도 휴식 후 또 10회/10회 반복하고 5분 정도 휴식 후 또 10회/10회 반복하여 운동한다. 마음 운동 즉, 마음 다스리기는 혹여 타인의 잘못이 있더라도 가능하면 용서하고 넘어가려는 행위로 하고 있다. 인생사 이 주제는 결코 만만치 않은 주제이다. 나의 잘못은 당연히 나 스스로 잘못을 뉘우치려고 노력한다.

    기대수명이 늘어나고 있는 만큼 노화 속도를 늦추면 건강한 삶을 좀 더 영위할 수 있다. 노화 속도를 늦추려면 건강한 생활 태도를 유지하는 것이 중요하다. 사람의 몸은 계속 움직이도록 설계되어 있다는 것을 인지하고 가능하면 많이 움직이도록 해야 한다. 그 움직임을 위해 운동도 해야 하는 것이다. 운동에는 유산소운동과 무산소운동이 있다. 자신에게 적절한 운동 종목을 선별하고 꾸준히 실천하는 게 필요하다. 운동을 실천할 때는 내 몸에 유의미한 효과가 반드시 있어야 건강을 확보할 수 있다.

긍정적인 사고로 마음 건강을 잘 챙겨야 한다. 그래야 스트레스를 관리할 수 있고 면역력을 높이는 데도 도움이 된다. 긍정적인 사고에는, 나이가 들어도 건강한 것은 당연히 여기고 건강치 못한 것은 내 생활 습관이 잘못된 것이 있음을 알고 고쳐야 한다. 잘 모르면 병원에 가서 의료기관의 도움을 받아 전문의한테 배우면 된다. 라면, 과자, 탄산음료, 패스트푸드 등 초가공식품과 설탕, 시럽 등 당 종류도 멀리한다. 마지막으로 담배는 금연하고 술은 자제하는 게 필요하다.

나는 40세가 넘어서 언젠가 배가 나오기 시작함을 느꼈다. 이것을 해결하려고 생각하다가 중학교 때부터 했었던 윗몸일으키기가 떠올랐다. 그래서 아령 운동 중간에 윗몸일으키기 운동을 추가하여 아령 운동할 때마다 함께 했다. 1분 목표로 60개를 하는 데 보통 55초가 걸린다. 나 스스로 윗몸일으키기를 한다. 바닥에 반듯이 누워 상체를 위로 70도 각도 정도까지 올린다. 처음에 바닥에 일반 방석을 깔고 운동하다가, 방석이 움직여 운동에 방해도 되고 꼬리뼈에 상처가 나서 피가 나기도 했었다. 나중에 대형 마트에 가서 메모리폼 욕실 매트를 사서 바닥에 깔고 운동하니 말끔히 해결되었다.

윗몸일으키기 운동을 추가하고 얼마간 괜찮다가, 다시 배가 나오는 것 같아서 이번에는 AB슬라이드를 인터넷으로 구매해서 운동하기 시작했다. AB슬라이드는 안에 역회전용 스프링이 있는 것과 스프링 없이 완전히 사람이 밀고 당기는 방식의 슬라이드로 구분된다. 나는 처음부터 완전 수동으로 밀고 당기는 제품을 사서 운동했다. 어떤 사람은 쉽게 운동하려고 무릎으로 앉아서 AB슬라이드를 밀고 당기는데, 나는 확실한 효과를 보고 싶어 처음부터 선 자세로 구부려서 밀고 당기기 운동을 했다. 윗몸일으키기는 아령 운동과 같이 일주일에 3번 하고 AB슬라이드는 매일 60회를 운동하고 있다.

건강한 습관이 노화의 속도를 결정한다. 건강한 습관에는 운동, 마음, 영양 섭취 등이 포함된다. 사람의 몸은 원래 움직이도록 설계되어 있다고 인지하고 많이 움직이고 운동도 해 주어야 한다. 운동은 유산소운동과 무산소운동으로 구분하여 하는 것이 건강을 위해서 더 효율적이다. 운동을 할 때는 반드시 건강상 유의미한 효과가 있는지 확인해 보고 꾸준히 실천해야 한다. 마음 다스림은 나이가 들어도 건강한 것을 당연하게 여기는 자세이다. 그래야 어떤 질병이 오면 반드시 치유하려는 자세를 가질 수 있다.

긍정적인 사고로 스트레스에도 잘 대처하는 마음도 중요하다. 모든 신체적 문제와 마음 문제에 직면해서 스스로 해결 도출이 어려우면, 관련 의료기관을 방문하여 전문의한테 배우려는 자세도 필요하다. 그 외에 탄수화물, 지방, 단백질 등 필요한 영양소를 골고루 섭취한다. 라면, 과자, 탄산음료, 패스트푸드 등 초가공식품과 설탕, 시럽 등 과도한 당분은 멀리한다. 담배와 술은 예외가 없다는 자세로 금연하고 절주한다.

<중년 건강을 위한 최소한의 실천 노트>

─────────────────────────── ── ·· ─ ◀━━

사람은 상황별 기회가 생기면 많이 움직이고 운동도 해줘야 건강하게 지속 가능한 삶을 살 수 있다. 틈만 생기면 빠르게 걷고 전략적으로 유산소운동과 무산소운동을 해줘야 한다. 탄산음료와 같은 초가공식품과 설탕과 같은 당분은 멀리해야 한다. 물론 아주 가끔은 탄산음료나 초콜릿도 즐길 수는 있으나 습관이 되어서는 안 된다. 예상치 못한 질병을 접하면, 스스로 생활 태도를 개선하여 치료해야 하고 스스로 깨침이 안 되면 전문의를 찾아가 배워서 문제가 된 생활 습관을 근본적으로 바꿔야 한다. 건강한 상태는 당연히 여기고 질병은 반드시 나의 생활 습관을 고치는 기회로 삼아야 하는 것이다.

☞ 아침부터 저녁까지의 일상이 건강과 질병 그리고 노화의 속도를 결정한다.

‖ 04 ‖

혈관이 건강해야 몸이 건강하다

혈관이 건강해야 내 몸이 건강하다는 것은 누구나 알고 있다. 심혈관 질환은 사전 증세가 거의 없다. 심혈관질환의 증세가 나타나면 이미 혈관의 70% 이상이 막혀 있을 수 있다. 전조현상으로는 가슴 통증, 두근거림, 홍조, 호흡곤란, 두통, 말을 더듬는 현상 등이 있다. 전조현상이 반복되면 미리 진단을 받아보는 게 필요하다. 사람들에게 발생하는 질병의 99%는 혈관 때문에 발생한다는 말도 있다. 심혈관질환이 전 세계 사망률 1위이기도 하다.

혈관 건강은 아무리 강조해도 지나치지 않는다. 증상이 별로 없는 혈관질환 관련해서는 예방 차원의 행동이 무엇보다 중요하다. 국군이 비가 오나 눈이 오나 밤낮 구분 없이 365일 휴전선 155마일(250km)을 지키는 것도 전쟁을 하기 위해서가 아니고 전쟁을 사전에 차단하기 위해서이다. 혈관 관리도 마찬가지로 건강을 지키기 위해서 미리 준비해야 한다. 미리 준비해야 건강을 지속 가능하게 유지할 수 있고, 건강해야 기대수명이 늘어나는 만큼 가치 있게 삶을 살 수 있다.

질병관리청이 발행한 심뇌혈관질환 예방 및 관리를 위한 9대 생활수칙은 다음과 같다.

1. 담배를 피우지 않는다.
2. 술은 가급적 마시지 않는다.
3. 적당량의 음식을 규칙적으로 골고루 섭취한다.
4. 규칙적으로 매일 30분 이상 운동하고 오래 앉아서 생활하는 시간을 줄인다.
5. 적정한 체중과 허리둘레를 유지한다.
6. 스트레스를 잘 관리하여 즐거운 마음으로 생활한다.
7. 정기적으로 혈압, 혈당, 콜레스테롤 수치를 측정한다.
8. 고혈압, 당뇨병, 이상 저지혈증 환자는 적절한 관리와 치료를 받는다.
9. 뇌졸중, 심근경색증의 응급증상을 미리 알아두고 응급상황이 발생하면 즉시 119를 부른다.

뇌졸중 초기증상으로는 한쪽 마비, 갑작스러운 시야장애, 갑작스러운 언어장애, 심한 두통, 어지러움 등이 있다. 심근경색증 초기증상으로는 갑작스러운 가슴 통증, 식은땀, 호흡곤란, 구토, 현기증, 통증 확산 등이 있다.

문화체육관광부가 얘기하는 건강한 혈관 만들기 5계명은 다음과 같다.

1. 콜레스테롤 수치를 적정하게 유지하는 것이 중요하다. HDL콜레스테롤이 낮아도, LDL콜레스테롤이 높아도, 중성지방이 높아도 치료가 필요하다.

2. 기름진 음식과 탄수화물 위주의 식사는 피하고 균형 잡힌 건강한 식사를 한다. 비타민, 무기질, 식이섬유가 풍부한 과일과 채소, 해조류 등을 충분히 섭취하고 육류와 생선도 골고루 먹는다.

3. 절주와 금연은 선택이 아니라 필수이다. 잦은 음주는 이상지질혈증의 주요 원인이므로 하루 2잔으로 제한하고, 흡연은 심뇌혈관질환의 중요 위험인자이므로 금연이 필요하다.

4. 하루 30분, 주 4회 이상 운동으로 혈관을 건강하게 관리한다.

5. 이상지질혈증은 치료가 필요한 질환이다. 가까운 병원을 방문해 전문의와 상담을 한다.

2009년 5월 7일에 회사에서 건강검진을 했었는데 중성지방이 505(기준 200 미만)가 나와서 고지혈증 진단을 받았다. 나는 당시 저녁 식사 이후에는 주스나 음료수를 조금 마시는 게 전부였다. 그런데 당시 나의 습관이 바뀐 게 딱 하나 있었다. 그것은 저녁 식사 후 9시쯤에 떠먹는 요플레 종류를 거의 2개월 정도 매일 1통씩 먹은 것이다. 고지혈증 진단 후 요플레류를 더 이상 먹지 않고, 고지혈증 약을 3개월 정도 복용한 후 11

월 2일에는 중성지방이 283 나왔으나 의사가 더 이상 치료할 필요가 없다고 했고, 이듬해 4월 1일에는 중성지방이 197이 나와 수치적으로도 정상화 되었다. 이후 지금껏 고지혈증은 재발하지 않고 있다.

유산소운동은 뇌심혈관 건강을 위해서는 매우 필요한 운동이다. 유산소운동은 몸 안에 최대한 많은 양의 산소를 공급하여 심장과 폐를 튼튼하게 하고 혈액순환과 혈관 기능을 향상시킨다. 혈관 건강은 우리 몸 전체 건강을 위해서 반드시 필요하다. 유산소운동을 꾸준히 지속적으로 실천하면, 심박수가 증가하고 혈액순환량이 증가하면서 혈관은 더욱 건강해진다. 심폐기능 운동을 하면 심장의 근육도 강하게 되고 혈액순환도 좋아진다. 또한 혈액 내의 산소와 영양분 공급도 활성화된다.

유산소운동을 하면 혈압이 상승 하강을 반복하면서 혈관 벽이 건강하게 강화된다. 이렇게 하면 고혈압, 고지혈증 등 혈관질환을 예방 및 치유하는 데 효과적이다. 유산소운동은 혈중 콜레스테롤을 개선하는 데도 도움이 된다. 또 이로운 콜레스테롤인 HDL콜레스테롤을 향상시킨다. 유산소운동은 전반적인 혈관 건강 증진을 통해 심장질환 및 뇌졸중 위험을 감소시킨다. 유산소운동의 종류는 걷기, 빠르게 걷기, 달리기, 수영, 자전거 타기 등이 있다. 어느 유산소운동을 하든, 내가 쉽게 할 수 있고 재미도 있고 지속 가능하게 실천할 수 있는 것을 선택한다. 운동의 강도를 알아보고 자신에게 맞는 적합한 강도로 운동하고 운동의 효과도 반드시 챙겨야 한다.

나도 유산소운동으로 혈관 관리의 도움을 받고 있는 게 있다. 야외 자전거 및 실내 자전거 타기를 하여서 두통을 해결하였다. 편두통을 겪으면서 해결을 고민하다가 자전거를 타게 되었다. 실제로 자전거를 타면서 더 이상 머리가 아픈 것은 사라졌다. 주말과 휴일에는 야외에서 2시간 정도 타고, 주중에는 TV로 뉴스를 보면서 실내 자전거를 25분 정도 타고 있다. 자전거 타기 유산소 운동으로 혈관관리를 몸소 체험하고 있는 것이다.

사람들이 겪는 모든 질병은 혈관 때문에 발생한다고 해도 과장은 아니다. 움직이지도 않고 앉아서 생활하는 게 일상화되어 있다. 가까운 거리도 탈것을 반드시 이용하려 하고, 몸으로 무언가를 하려는 것에 알레르기 반응도 보인다. 건강한 생활 습관으로 혈관 건강을 찾아야 한다. 기본으로 돌아와 사람은 움직이도록 태어났다는 것을 알고 움직이도록 노력하고 운동도 함께 실천해야 한다.

특히 유산소운동을 적극 실천해야 한다. 유산소운동은 몸 안에 최대한 많은 양의 산소를 공급하여 심장과 폐를 튼튼하게 하고 혈액순환과 혈관

기능을 향상시킨다. 유산소운동에는 걷기, 달리기, 수영, 자전거 타기 등이 있으며 자신에게 맞고 지속 가능한 종목을 찾아 실천하면 된다. 이때 운동에 따른 유의미한 효과가 반드시 있어야 한다. 초가공식품이나 고당분 음식은 피하고 건강한 밥상으로 식사하는 것도 중요하다.

<중년 건강을 위한 최소한의 실천 노트>

내 나이 42세 때 유산소운동을 하지 않아 편두통을 겪었다. 그래서 자전거 타기를 하여 해결하였다. 편두통도 혈관 문제이고 그것을 유산소운동인 자전거 타기로 해결한 것이다. 일반적으로 유산소운동을 하면 혈관을 건강하게 할 수 있다. 그것은 유산소운동이 몸 안에 최대한 많은 양의 산소를 공급하여, 심장과 폐를 튼튼하게 하고 혈액순환과 혈관 기능을 향상시키기 때문이다. 자신에게 맞는 유산소운동을 꾸준히 실천하여 혈관을 건강하게 해야 내 몸 전체가 건강할 수 있다.

☞ **나에게 맞고 유효한 유산소운동으로 건강의 척도인 혈관을 건강하게 하자.**

‖ 05 ‖

건강한 나이 듦을 위한 3가지

벼농사를 짓기 위해서는, 봄에 논에 모를 심고 여름 내내 정성 들여 키워야 한다. 그래야 가을에 황금색으로 변한 벼를 수확할 수 있다. 벼농사뿐만 아니라 모든 농사는 파종 시기와 수확 시기가 정해져 있다. 스마트팜과 같이 자연에서 농사짓지 않는 경우에는 인공적으로 자연의 조건을 부여해서 파종과 수확을 한다. 이것 역시 시기를 인공적으로 만들어 주는 것이다. 자연적이든 인공적이든 농사를 짓기 위해서는 정해진 시기가 있다. 한 사람의 인생사도 마찬가지이다. 모든 사람은 생로병사의 과정을 거친다. 누구나 귀여운 아이로 태어나 성장하고 나이 들고 영혼의 세계로 돌아간다.

건강하게 태어나는 것은 스스로의 의지로는 어쩔 수 없지만, 성인이 된 이후에는 스스로의 의지로 건강하게 사는 것을 선택할 수 있다. 그러다 건강하게 죽으면 본인도 행복하고 주변인들도 모두 행복하다. 어쩌다 골골하면서 장수라도 하면 본인은 물론 주변인 모두에게 행복과는 동떨어진 삶을 안겨줄 수도 있다.

건강하게 나이 들기 위한 3가지를 꼽자면 신체 건강, 정신 건강, 올바른 식습관을 꼽을 수 있다. 관점을 어디에 두는지에 따라 의견이 분분할 수 있으나 나는 핵심 3가지로 신체, 정신, 먹거리를 꼽고 싶다. 사람은 상상의 동물이니 정신이 건강해야 하고, 정신은 육체에 거하니 신체가 건강해야 하고, 신체와 정신이 지속 가능하려면 잘 먹어야 하는 것이다.

신체 건강을 위해서는 사람은 움직이도록 설계되어 태어났다는 것을 인지하면 된다. 그러면 자연적으로 많이 움직이고 운동도 하게 된다. 일상적인 생활에서는 걷기 위주의 활동을 하고 탈것은 꼭 필요한 상황이 아니면 사용을 자제한다. 틈틈이 운동하여 의지적으로 건강을 위해서 노력해야 한다. 운동은 유산소운동과 무산소운동으로 크게 나눌 수 있다. 유산소운동은 산소 호흡을 늘려 지방을 효과적으로 소모하는 운동이다. 걷기나 조깅, 수영, 자전거 타기 등이 있다. 운동할 때 초반에는 근육과 혈액의 성분이 에너지원으로 사용되고, 20~30분이 지나면 지방이 에너지원으로 사용돼 체지방 감소에 효과적이다.

무산소운동은 순간적으로 탄수화물을 에너지원으로 사용하여 폭발적인 힘을 발휘하는 것이다. 단거리 달리기나 아령, 역기 및 기구 등을 이용한 웨이트 트레이닝 등이 해당된다. 유산소운동은 지방을 에너지원으로 사용해 체지방을 감소시키고, 심장과 폐를 튼튼하게 하고, 혈액순환이 원활해지도록 한다. 또한 스트레스를 다운시켜 심신을 안정시킨다. 무산소운동은 근육을 키워 탄력 있고 매력적인 몸매를 만들어 주고, 근력 및 근지구력 강화로 신체적 피로감을 줄이고, 신체 골밀도를 증가시켜 준다.

나도 나이가 50대 후반인데 건강하게 나이 들고 있다고 나름 생각하고 있다. 두통이 와서 불가피하게 자전거를 타기 시작했었지만, 나이 들면서 좋은 습관을 가진 것 같아 매우 뜻깊게 여기고 있다. 우리 모두는 건강해야 지속 가능하고 가치있는 인생을 살 수 있는데, 나는 자전거 타기라는 유산소운동으로 건강을 얻게 되어 행복하다.

정신건강을 위해서는 정신건강의 정의부터 알아야 한다. 정신건강은 심리적 장애 없이 사회 환경에 잘 적응하여 성숙한 인간으로 살아가는 것을 의미한다. 어떻게 해야 정신을 건강하게 할 수 있는지 살펴보고 거기에 맞추어 살아가면 될 것 같다.

보건복지부와 정신과 의사가 정한 "정신건강 10가지 수칙"은 다음과 같다.

1. 긍정적으로 세상을 본다. 어려운 일에 부딪힐 때 긍정적인 마음만큼 큰 힘은 없다.

2. 감사하는 마음으로 산다. 세상사 소소한 것들인 밥, 옷, 내 집 등에 감사함을 알아야 한다.

3. 반가운 마음이 담긴 인사를 한다. 인사가 관계의 첫걸음이다.

4. 하루 세끼 맛있게 천천히 먹는다.

5. 상대방의 입장에서 생각해 본다.

6. 누구라도 칭찬해 준다.

7. 약속 시간에 여유 있게 가서 기다린다.

8. 일부러라도 웃는 표정을 짓는다.

9. 원칙대로 정직하게 산다.

10. 때론 손해 볼 줄도 알아야 한다.

　신체적 건강을 위해서 운동을 하듯이 정신건강을 위해서도 필요한 노력을 해야 한다. 나이가 들어도 건강한 몸과 건강한 정신을 유지할 수 있다는 믿음도 중요하다. 나이가 들면 당연히 몸이 병들고 정신 또한 혼미해진다는 사회적 통념을 받아들여서는 절대 안 된다. 혹여 그런 마음이 있으면 스스로 잠재의식(무의식)부터 그런 마음을 청소해서 없애고, 나이가 들어도 당연히 건강할 수 있다는 믿음을 가져야 한다. 나이가 들어도 몸과 마음이 건강할 수 있다는 믿음이 있어야 건강할 방법도 찾고 노력할 의지도 생기는 것이다. 나이가 들면 몸과 마음이 건강치 못한 게 당연하다고 믿으면 어찌 건강을 위해 노력할 수 있겠는가.

올바른 식습관을 위해서는 식단의 기본인 3대 영양소의 섭취 비율부터 알아야 한다. 탄수화물 55~65%, 지방 15~30%, 단백질 7~20%이다. 탄수화물류 식품에는 쌀, 빵, 감자, 고구마, 면, 옥수수 등이 있다. 지방에는 포화지방류 식품과 불포화지방류 식품이 있다. 포화지방류 식품에는 소기름, 돼지기름, 팜유 등이 있고 불포화지방류 식품에는 생선, 견과류 등이 있다. 단백질류 식품에는 모든 육류, 난류, 생선류, 유제품 등이 있다. 탄수화물은 인체가 일상생활에 필요로 하는 에너지의 60~70%를 차지하고, 몸에서 자체적으로 생성이 안 되기 때문에 반드시 섭취해 줘야 한다. 하루에 필요한 탄수화물 양은 몸무게 1kg당 2.5~3.0g이다.

지방은 신체 대사 에너지원으로 사용되고 체온을 유지하기 위해서도 꼭 필요하다. 포화지방은 에너지로 소비되므로 필요 이상 너무 많이 섭취하면 체지방으로 축적될 수 있다. 그래서 불포화지방 위주로 많이 섭취해야 한다. 지방은 하루 50g 정도 섭취가 권장된다. 단백질은 근육 생성 및 유지에 필요한 성분이며, 하루 권장량은 몸무게 1kg당 1g 혹은 근육 운동이 목적이면 1.5g 정도 섭취가 권장된다. 건강을 위해서는 3대 영양소의 균형 있는 섭취가 중요하다. 그리고 라면, 과자, 탄산음료, 패스트푸드 등 초가공식품과 설탕, 시럽 등 고당 부류의 먹거리는 멀리해야 한다. 마지막으로 담배는 금연하고 술은 자제하는 게 필요하다.

평소에 사람들과 얘기하다 보면 대수롭지 않게 '늙으면 빨리 죽어야지', '치매 걸리면 고생한다'는 말을 쉽게 하는 것을 들을 수 있다. 그때마다 왜 저리 좋지 않은 말을 앞세울까 의심의 눈으로 바라본다. 사람은 자유의지로 살아갈 수 있는 유일한 존재인데, 이왕이면 건강한 미래를 그리면 좋을 텐데 하는 생각을 한다.

나이가 들어도 건강한 삶을 원한다면 필요한 만큼 노력을 해야 한다. 신체적으로 건강하고 정신적으로 건강하고 올바른 식습관만 있으면 충분하다. 신체 건강을 위해서는 일상사에서 많이 움직이고 적절한 유산소운동과 무산소운동도 하면 된다. 정신건강은 건강한 상식을 갖고 사회 공동체와 어울려 살면 된다. 올바른 식습관은 탄수화물, 지방, 단백질 3대 영양소를 채소/과일 80%, 육류 20% 비율로 골고루 섭취하면 된다.

<중년 건강을 위한 최소한의 실천 노트>

나이가 들면 재정적인 것도 중요하겠지만, 건강만 생각한다면 신체 건강, 정신건강, 올바른 식습관이 가장 중요하다. 신체 건강은 평소에 많이 움직이고 효과 있는 유산소운동과 무산소운동을 하면 된다. 유산소운동으로는 심폐기능 향상과 혈액순환으로 혈관 건강을 챙길 수 있고, 무산소운동으로는 코어 근육을 비롯한 근력을 키워 균형 잡힌 몸매와 골밀도 향상을 얻을 수 있다. 정신건강은 건강한 상식을 갖고 사회 공동체와 잘 어울려 살면 된다. 올바른 식습관은 이상적인 식단 조합인 채소와 과일 80%와 육류 20% 비율에 따라 영양소별로 골고루 섭취하면 된다.

☞ 건강하게 나이 들기 위해서는 신체 건강, 정신 건강 및 올바른 식습관이 필요하다.

‖ 06 ‖

질병에 관한 잘못된 생각에서 벗어나자

코로나 19가 한창 기승을 부릴 때 국민투표를 한 적이 있다. 전 국민이 참여하는 투표도 있었다. 투표를 하기 위해 투표소에 가면 안내자가 나와서 먼저 손 소독제로 손 소독을 요청했다. 나는 손 소독은 강제 사항이 아니어서 거절했다. 손 소독은 원래 코로나 19 방역지침 초기부터 권고 사항이었다. 그리고 일회용 비닐장갑을 모든 사람에게 끼게 했다. 나는 비닐장갑만 꼈지만 다른 대부분의 사람들은 손 소독도 하고 비닐장갑도 꼈다. 왜 그렇게 이중으로 했는지 지금도 이해가 안 된다.

일반적인 손 소독제에는 에틸알코올, 프로필렌글리콜, 글리세린 등 합성화학물질이 들어간다. 손 소독제 자체는 문제가 안 되나, 합성화학물질이므로 지속적으로 노출되거나 누적되면 여러 합병증이 생길 수 있다. 나는 사스, 신종플루, 메르스, 코로나 19 등 호흡기증후군의 전 세계적인 유행을 겪으면서 손 씻기는 선택이 아니라 필수적인 생활수칙으로 받아

들였다. 왜냐하면 모든 호흡기증후군이 유행 시에 반드시 손 씻기가 권고되었기 때문이고 또한 전염을 방지하기 위해서는 이게 타당하다고 보았기 때문이다.

어릴 때부터 해온 양치질 습관이 잘못되어 나는 33세 때인 2000년도에 임플란트를 2개 했다. 아래 좌측 안쪽 어금니 치아 2개였다. 그 당시는 임플란트가 흔치 않은 시기였다. 임플란트를 하면서 모든 치아 뿌리에 있던 균들을 모조리 긁어내는 수술을 받았다. 양치질 또한 그 치과에서 태어나서 처음으로 제대로 배웠다. 그때까지 양치질을 좌우 앞뒤로 했었는데, 그것 때문에 치아 간 공간이 넓어져 치간칫솔도 하게 되었다. 임플란트를 하기는 했지만 치아 관리에서 제일 중요한 양치질을 제대로 배우고 실천하는 계기가 되었다.

치아와 관련된 잘못된 상식을 몇 가지를 보자.
1. 치통이 오면 진정된 후에 치과에 가야 한다. 임신부이든 누구든 치통이 오면 즉시 치과를 방문하여 진단받고 치료를 해야 한다.
2. 충치 치료는 모든 신경을 죽이는 것이다. 신경치료는 부득이한 경우에만 하고 가능하면 신경을 살리는 게 현명한 치료이다.
3. 아침 식사 전에 양치한다. 양치질은 모두 식후에 하는 것이 무조건 맞다.
4. 잇몸에서 염증 등이 있어 피가 나면 양치질을 안 한다. 피가 난 원인을

별도로 진단받고 치유하고, 칫솔질은 반드시 계속한다.

5. 이가 없으면 잇몸으로 산다. 이가 없으면 임플란트를 하든 보철을 하든 치료를 해야 정상적인 저작 기능을 회복하여 건강한 삶을 살 수 있다.

노인들이 지팡이 대용으로 유모차 같은 것을 끌고 다니는 것을 쉽게 볼 수 있다. 그때마다 나는 저렇게 하면 영원히 근력 회복이 안 되어 꼿꼿이 서서 걸을 수 없게 될 것 같은데 어쩌나 하고 생각한다. 물론 나의 쓸데없는 기우일 수도 있다. 내 생각은 허리 근력과 다리 근력을 키우면 기구 없이 건강하게 살 수 있다고 보기 때문이다. 이와 비슷한 경우는 요통이 올 때 복대를 허리에 차는 것이다. 복대를 차면 허리 전체에 압력이 높아져 요통이 완화되었다는 착각을 불러일으킬 뿐이다. 복대를 차면 오히려 허리에 근력을 키울 기회마저 잃게 되므로 건강과는 멀어지게 된다.

술을 과음하면 간암에 걸린다는 통설도 잘못된 것이다. 과도한 알코올이 간에 부담을 주기는 하지만 간암을 초래하는 예는 드물다. 간암 발병 원인의 84% 정도는 간염 바이러스이다. 간염 바이러스에 의해 간 경변이 오면 간암을 유발할 가능성이 극도로 커진다. 알코올에 의해 간암으로 발전될 가능성은 9% 정도이다. 육식 자체가 몸에 나쁘다는 것도 잘못된 상식이다. 채식주의자들이 이 같은 생각을 많이 한다. 육식을 포함해 균형 있는 식습관이 중요하다. 전 세계 100세 이상 고령자들은 통상 20%

정도의 비율로 육류를 섭취하고 있다.

우리나라 국민들의 커피 사랑은 식을 줄 모르고 있다. 주택가를 조금만 벗어나면 곳곳에 커피 전문점이 있다. 최근에 많이도 늘어났다고 여기는 것은 나뿐만이 아닐 것이다. 커피 전문점 수는 최근 5년 사이에 거의 2배 늘었다. 회사에 입사했던 30년 전에 나는 하루에 평균 믹스 커피를 6~7잔은 먹은 것 같다. 저녁에도 보통 8시 넘어서까지 회사에서 근무를 했으니 커피도 더 많이 마셨다. 나이도 젊어서 그렇게 많이 마셔도 행복한 생활이었다. 근무시간 중 1~2시간마다 한 잔씩 마신 것 같다.

회사 생활 초창기에는 자판기도 참으로 많던 시절이었다. 곳곳에 커피 자판기가 있었다. 그러나 근래에 커피 전문점이 우후죽순처럼 들어서면서 커피 자판기가 서서히 사라지고 있다. 사람들의 입맛이 고급화되면서 자판기 커피 수요가 감소한 탓이 커피 자판기가 사라지는 원인일 것이다.

대형 마트 등에도 커피 자판기가 많이 설치되어 있었는데 요즘은 커피 전문점에 밀리는지 자판기가 사라지고 있다. 어느 날 가보면 자판기가 없어지고 안보인다. 내가 언급하고 있는 커피 자판기는 온음료용 자판기이다. 가끔 얼음용(ICE) 커피 자판기도 있기는 하다. 요즘에는 믹스 커피를 하루에 2잔 혹은 3잔을 마신다. 주말에는 전문점 커피도 가끔 마신다.

전문점 커피는 마시지 않다가 아내가 커피 전문점에 다니면서 알게 되어서 마시게 되었다.

무더운 여름에는 더위를 피하는 것이 중요하다. 일반적으로 선풍기 바람은 얼굴로 많이 받는다. 차의 에어컨도 자동적으로 바람 방향이 대부분 얼굴로 향하게 세팅되어 있다. 낮에는 얼굴로 선풍기 바람을 쐬어도 괜찮으나 잠잘 때는 잠을 방해할 수도 있다. 그래서 나는 잘 때는 선풍기 바람을 가장 낮은 미풍으로 맞춘 후 무릎 부위에 바람이 오게 한다. 그러면 아무리 더워도 편하게 잘 잔다. 선풍기 바람이 다리에서 열을 빼앗아 가기 때문이다.

질병에 관한 상식도 잘못된 게 있을 수 있다는 시각이 중요하다. 그래야 답습된 방식에 매몰되지 않고 최적의 답을 찾을 수 있기 때문이다. 남이 그렇게 하는 것은 중요치 않다. 그것이 나에게 지속 가능하게 건강을 보증할 수 있느냐가 가장 중요하다.

<중년 건강을 위한 최소한의 실천 노트>

나이가 들어도 얼마든지 건강하게 살 수 있다. 육체적이든 정신적이든 건강하게 살 수 있다. 그리고 평소에도 나이와 상관없이 당연히 건강할 수 있다고 생각하고 살아야 한다. 실제로 100세를 지나서도 건강한 사람은 차고 넘친다. 이런 믿음이 있어야 예상치 못한 질병을 맞이하면 건강을 찾을 수 있는 근본적인 방법을 강구할 수 있다. 사람만이 자유의지를 가진 의식의 존재이다. 자유의지로 잠재의식에 나이와 상관없이 건강할 수 있다는 믿음을 심으면 잠재의식대로 건강이 항상 나와 함께 하게 된다.

☞ **나이와 상관없이 건강함을 당연하게 여기고 성취해야 한다.**

<중년 건강을 위한 나만의 실천 노트>

중년, 질병 없이 살기로 했다

<중년 건강을 위한 나만의 실천 노트>

<중년 건강을 위한 나만의 실천 노트>

중년, 질병 없이 살기로 했다